biodidact-Ratgeber

PUBLISHING
biodidact

Dr. Horst Beckmann

# DIE ANTI-KREBS STRATEGIE

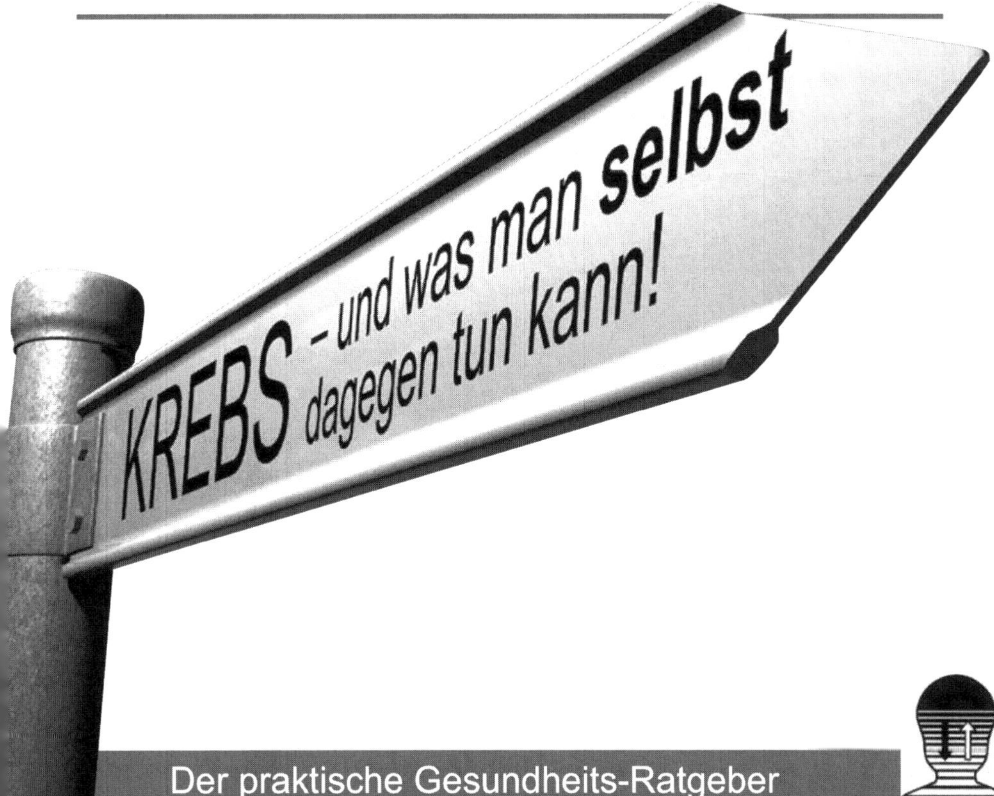


Der praktische Gesundheits-Ratgeber

PUBLISHING
biodidact

Die Anti-Krebs-Strategie
Dr. Horst Beckmann

Erschienen bei: biodidact publishing
Herstellung und Verlag:
Books on Demand GmbH, Norderstedt
Layout und Gestaltung: Natalie Lübeck
1. Auflage 2009
ISBN13: 9783837080186

## Wichtiger Hinweis

Dieses Buch dient ausschließlich Ihrer Information und ersetzt in keinem Fall eine persönliche Beratung, Untersuchung oder Diagnose und Behandlung durch einen Arzt.

Die in diesem Buch beschriebenen Maßnahmen können und dürfen nicht zur Erstellung eigenständiger Diagnosen und/oder einer eigenständigen Auswahl und Anwendung bzw. Veränderung oder Absetzung von Medikamenten oder Heilungsverfahren verwendet werden. Bitte fragen Sie hierzu immer Ihren Arzt.

Die Kenntnisse im Bereich dessen, was ein Patient zusätzlich zur medizinischen Behandlung tun kann, entwickeln sich ständig weiter. Alle hier geschilderten Informationen wurden aufgrund gründlicher Recherchen in der Fachliteratur nach persönlicher Erfahrung und nach bestem Wissen und Gewissen dargestellt. Der Autor übernimmt jedoch keine Gewährleistung für die Vollständigkeit, Richtigkeit, Genauigkeit und Aktualität sämtlicher Inhalte in diesem Buch.

## Vorwort

Die in diesem Buch beschriebene Anti-Krebs-Strategie ist eine Krebs-Zusatzbehandlung, die eine medizinische Therapie begleiten soll. „Begleitend“ darf hier allerdings nicht derart missverstanden werden, dass diese zusätzliche Behandlung weniger wichtig ist. Sie besteht aus vielen einzelnen Maßnahmen und ist nach Meinung des Autors in der Summe – und damit in dem zu erwartendem Effekt – durchaus mit dem Effekt einer medizinischen Behandlung vergleichbar.
Das, was der Patient selbst tun kann, ist eine Krebs-Zusatzbehandlung. Diese soll, wie das Wort sagt, zusätzlich zur medizinischen Behandlung durchgeführt werden, und nicht stattdessen.

---

Eine Krebs-Zusatzbehandlung, wie sie hier beschrieben wird, kann mit dem Besteigen eines Gipfels verglichen werden.
Den Gipfel der Gesundheit zu erlangen, ist ein steiniger Pfad! Man sollte sich beim Anblick des Gipfels nicht sagen: „Die Kraft zum Erreichen dieses Zieles habe ich nicht“. Es ist nicht nötig, den Gipfel im Sturm zu erobern. Beginnen Sie und lassen Sie sich auf den Pfad zum Gipfel ein. Die Kraft für jeden einzelnen Schritt ist relativ gering. Mühevoll ist zunächst einmal der Start.

Alle nächsten Schritte werden sich dann ergeben. Behalten Sie immer das hohe Ziel, den Gipfel Ihrer Gesundheit, im Auge.
Mit jeder Etappe, die Sie auf Ihrem Pfad zum Gipfel erreichen, werden Sie eine körperliche und psychische Kräftigung verspüren.
Während Sie dem Pfad folgen, wird Ihre Zuversicht, wieder gesund zu werden, immer stärker werden.
Zuversicht ist, wie sich beim Lesen dieses Buches zeigen wird, ein ganz wesentlicher Teil der Anti-Krebs-Strategie.

Hofheim, Januar 2009 Dr. Horst Beckmann

## Danksagung

Es ist aus meiner Sicht eine Gnade des Schicksals, dass ich als Biologe Gelegenheit hatte, viele Jahre lang immer wieder Krebspatienten begegnen zu dürfen. Jeder zu haltende Vortrag stellte für mich eine positive Herausforderung dar, die mich veranlasste, immer wieder nach neuen Aspekten zu suchen, um einer realisierbaren Hilfe für Krebspatienten näherzukommen. Auch die Gespräche mit Krebspatienten waren für mich von größter Bedeutung, denn sie verhalfen mir u. a. zu den Emotionen, die die Kraft vermitteln, über viele Jahre intensiv nach Lösungen bei einem so schwierigen Krankheitsbild wie Krebs zu suchen. Ich danke den Patienten für ihr Vertrauen, mir ihre Gedanken, ihre Ängste, ihre Erfahrungen und ihre Erfolge und Misserfolge mitzuteilen.
Viele Krebspatienten haben mich immer wieder ermutigt, weiterzumachen in meinem Suchen nach dem, was sie selbst gegen ihre Krebserkrankung tun können. Ihnen allen gilt mein tiefer Dank.

Mit großer Dankbarkeit sehe ich auf die langjährige Zusammenarbeit mit Frau Ursula Reichert zurück, die die ausgeprägte Fähigkeit besitzt, komplizierte Sachverhalte nicht nur oberflächlich zu verstehen, sondern in ihrer tiefen Konsequenz zu erfassen. Sie hat mich auch bei Niederlagen immer wieder ermutigt, in meinem Bestreben fortzufahren. Ein herzliches Dankeschön auch an Frau Ingeborg Klode, die immer wieder versucht, den Dingen sehr genau auf den Grund zu gehen, und die sich dadurch ein umfangreiches Wissen angeeignet hat, das sie gerne weitergibt. Von ihr stammen (obwohl sie nicht von Krebs betroffen ist) wertvolle Anregungen zu diesem Buch.

## 1. Einleitung



# Teil I
# Einführung in das Thema Krebs

## 2. Der steinige Pfad zum Gipfel

## 3. Prinzipielles zur Krebsbehandlung



## 4. Sind die Gene an allem schuld?



## 5. Zwei wichtige Fragen



## 6. Informationen über Krebs

## 7. Wie sichern sich Krebszellen ihr Überleben im Organismus?



## 8. Wie werden gesunde Körperzellen zu Krebszellen?



# Teil II
# Krebs und Ernährung

## 9. Die Anti-Krebs-Ernährung

## 11. Sekundäre Pflanzenstoffe in frischen Keimen und Sprossen



## 12. Weitere sekundäre Pflanzenstoffe

# Teil III
# Säure-Basen-Haushalt

## 13. Die Bedeutung des Säure-Basen-Haushaltes für unsere Gesundheit



## 14. Die Bedeutung des Säure-Basen-Haushaltes bei Krebs

# Teil IV
# Psyche und Krebs

## 15. Grundlagen zum Thema Psyche und Krebs

## 16. Der psychologische Teil der Anti-Krebs-Systems

# 1. Einleitung

## Man sollte bereit sein, sein Leben zu ändern

Die Anzahl der Krebs-Neuerkrankungen (gesamt) steigt von Jahr zu Jahr. Wir alle wissen aus den Medien, dass ungesundes Essen, zu wenig Bewegung und viele andere „moderne" Verhaltensweisen unserer Gesundheit schaden. Wir sehen und hören immer wieder, dass diese ungünstigen Gewohnheiten mit oder sogar hauptverantwortlich sind für Krankheiten wie Herzinfarkt, Schlaganfall, Gicht, Zuckerkrankheit (Diabetes) und Krebs. Und doch tun die meisten von uns viel zu wenig, um diese Mängel zu beheben. Dies ist sehr bedauerlich, da die meisten dieser Fehler relativ leicht korrigiert werden könnten. Problematischer wird es schon mit einem weiteren Faktor, der sich ebenfalls negativ auf die Gesundheit auswirkt.
Es ist der (stark belastende) psychische Stress. Psychologen und Forscher des Wissenschaftszweiges Psychoneuroimmunologie haben ein-

deutig gezeigt, dass psychischer Stress auch als Risikofaktor bei der Entstehung vieler Krankheiten – und so auch von Krebs – anzusehen ist. Würden wir aus all diesem Wissen praktische Konsequenzen ziehen, dann könnten wir nicht nur sehr viel Leid vermeiden – auch der Einspareffekt in unserem Gesundheitssystem wäre immens und das Geld stünde für sinnvolle, dringende Maßnahmen zur Verfügung.

Die Erkenntnis, dass wir Menschen uns nicht entsprechend dem zeitgemäßen Wissensstand verhalten und uns damit möglicherweise schaden, ist keinesfalls neu. Der griechische Arzt Hippokrates hat vor etwa 2300 Jahren diese Problematik in dem Satz wiedergegeben:

***„WENN DU NICHT BEREIT BIST,<br>DEIN LEBEN ZU ÄNDERN,<br>DANN KANN DIR<br>NICHT GEHOLFEN WERDEN.“***

Spätestens dann, wenn man schwer erkrankt ist, sollte man die Worte des großen historischen Mediziners beherzigen, ungute Gewohnheiten überdenken und einiges in seinem Leben ändern!

## Fünf wichtige Botschaften

- Krebs kann als eine Herausforderung angesehen werden, den Lebensstil zu ändern.

- Man darf sich von niemandem das Vertrauen nehmen lassen, wieder gesund zu werden.

- Die Chancen, die Krebserkrankung zu besiegen, steigen, wenn man selbst oder besser noch zusammen mit vertrauten Personen zum Experten (Expertenteam) in „Sachen Krebs“ wird.

- Jeder kann selbst sehr viel mehr gegen seine Krebserkrankung tun als er zunächst annimmt.

- Die Natur hält unzählige Substanzen bereit, die direkt in die Krebsentwicklung eingreifen. Viele der inzwischen bekannten Mechanismen, durch die natürliche Anti-Krebs-Substanzen gegen Krebs wirken, sind mit den Mechanismen der gegen Krebs eingesetzten Medikamente (Zytostatika) vergleichbar. Damit ist der Einsatz dieser natürlichen Anti-Krebs-Substanzen in jeder Phase einer Krebserkrankung genauso sinnvoll wie in der Krebsprävention.

## Das Ziel einer Krebs-Zusatzbehandlung

Wenn Sie die Maßnahmen, die in diesem Buch beschrieben werden, Tag für Tag immer wieder ganz bewusst (intensiv) durchführen, dann programmieren Sie Ihr Unterbewusstsein in Richtung Gesundheit. Die bewusste Durchführung

der hier beschriebenen Maßnahmen wird ihr Unterbewusstsein umprogrammieren. Eine Angst wird einer Zuversicht weichen. Es gibt unzählige Beispiele dafür, dass eine tiefe Überzeugung, gesund zu werden, über physiologische (normale körperliche Funktionen betreffende) Vorgänge, die ihren Ursprung im Gehirn haben, zur Remission (Nachlassen von Krankheitssymptomen) führen. Wir wissen, dass dies so ist, können aber zur Zeit noch nicht erklären, wie es funktioniert.
Die Zuversicht, die sich durch das gesundheitsbewusste Handeln nach einiger Zeit einstellt, können wir als ein erstes Zeichen dafür ansehen, dass Heilungsprozesse aktiviert werden.

Zwei Effekte sollen erreicht werden:

1. Die von Ihnen intensiv durchgeführten Maßnahmen werden rein physiologische Prozesse zur Genesung aktivieren.
2. Das intensive, bewusste, auf das Gesundwerden ausgerichtete Handeln wird Ihr Gehirn veranlassen, Impulse (wie auch immer sie geartet sind) in Richtung Körper auszusenden, die den Krebs bekämpfen (mehr dazu später).

## Für wen wurde dieses Buch geschrieben?

(geordnet nach Prioritäten)

1. Hauptzielgruppe dieses Buches sind Menschen, die derzeit an Krebs erkrankt sind oder an einem Krebsrezidiv (Rückfall) leiden und die den Kampf gegen diese Erkrankung aufgenommen haben bzw. noch intensivieren wollen. Zur Hauptzielgruppe gehören auch die Angehörigen von Krebskranken.

2. Menschen, die – ganz gleich wie lange es her ist – eine erfolgreich behandelte Krebserkrankung hinter sich haben und ein Rezidiv vermeiden wollen.

3. Von Bedeutung ist dieses Buch auch für Menschen, die für sich ein Krebsrisiko erkannt haben. Dazu gehören die, bei denen Präkanzerosen gefunden wurden. Sie werden hier wertvolle Möglichkeiten zusätzlich zur medizinischen Versorgung finden, um das Krebsrisiko zu verringern.

4. Da das Krebsrisiko erhöht ist, wenn nahe Verwandte („Blutsverwandte“) an Krebs erkrankt sind, wird auch dieser Personenkreis wichtige Informationen in diesem Buch finden.

5. Dieses Buch ist auch für Personen geschrieben, die Umwelteinflüssen ausgesetzt sind

oder waren, die möglicherweise die Tendenz zu Krebs erhöhen. Hierzu gehören Menschen, die einer erhöhten Strahlenbelastung ausgesetzt waren, Umgang mit vielen Chemikalien hatten oder eine lang andauernde ungesunde Lebensweise wie zum Beispiel starkes Rauchen hinter sich haben.

6. Auch für diejenigen ist dieses Buch lesenswert, die ganz bewusst bereit sind, etwas zu tun, um nicht nur alt, sondern gesund alt zu werden. Es wird dem Leser nämlich klar werden, dass die meisten „Alterserscheinungen“, die man in der Regel dem „Verschleiß“ zuordnet, auf eine inadäquate Lebensführung zurückzuführen und damit vermeidbar sind.

## Wie handhabt man dieses Buch?

Lesen Sie dieses Buch nicht einfach nur durch, sondern nehmen Sie es immer wieder als ein Arbeitsbuch zur Hand. Der Hauptzweck des Buches ist nicht, eine interessante Lektüre zu sein (ich hoffe jedoch, dass das Buch auch interessant für Sie ist); wichtig ist vielmehr, was die hier geäußerten Gedanken, Erfahrungen und wissenschaftlichen Erkenntnisse bei Ihnen bewirken.

Sie können wie folgt vorgehen:
Beginnen Sie damit, dass Sie zunächst die in Großbuchstaben und fett gedruckten Passagen

lesen. So werden Sie Kapitel finden, die Ihnen besonders wichtig erscheinen. Bald werden für Sie viele Details immer interessanter werden, die Sie sich merken wollen. Dann fangen Sie an zu handeln.

Machen Sie dieses Buch zu Ihrem individuellen Arbeitsbuch, indem Sie wichtige Gedanken auf freien Flächen und an den Rändern notieren und für Sie bedeutende Textpassagen farbig markieren.

## Was wird die intensive Beschäftigung mit den Inhalten dieses Buches bewirken?

1. **SIE WERDEN DIE TIEFE ÜBERZEUGUNG GEWINNEN, DASS ES VIELE MÖGLICHKEITEN GIBT, DIE MEDIZINISCHE BEHANDLUNG ZU UNTERSTÜTZEN.**

2. **SIE WERDEN SICH DAVON ÜBERZEUGEN, DASS DIE HIER AUFGEFÜHRTEN MASSNAHMEN UNKOMPLIZIERT UND DENNOCH SEHR WIRKSAM SIND.**

3. **IHRE ÜBERZEUGUNG, DASS SIE DIE MÖGLICHKEIT HABEN, DEN KREBS SELBST ZU BEKÄMPFEN, WIRD IMMER STÄRKER WERDEN. DANN WERDEN SIE INTENSIV DARÜBER NACHDENKEN, WIE ES IHNEN**

AM BESTEN GELINGT, MÖGLICHST VIELE DER HIER AUFGEFÜHRTEN MASSNAHMEN IN IHR TÄGLICHES LEBEN ZU INTEGRIEREN.

4. IHRE TIEFE ÜBERZEUGUNG WIRD IHNEN HELFEN, DIE HIER VORGESCHLAGENEN MASSNAHMEN NICHT NUR WENIGE WOCHEN DURCHZUFÜHREN. ES WÄRE VON GRÖSSTEM VORTEIL, WENN SIE IN DEN NÄCHSTEN JAHREN ZU EINER PERMANENTEN EINRICHTUNG IN IHREM LEBEN WERDEN.

# Teil I

# Einführung in das Thema Krebs

# 2. Der steinige Pfad zum Gipfel

## Sie müssen stark sein!

Dieses Buch wurde insbesondere für SIE (Hauptzielgruppe s. o.) geschrieben, die/der Sie sich zum aktiven Kampf gegen Ihre Krebserkrankung entschieden haben. Es ist gut, wenn Sie sich darüber im Klaren sind, dass ein steiler und steiniger Pfad vor Ihnen liegt, bis Sie den Gipfel, nämlich Ihre Gesundheit, wiedererlangt haben.

**DIE HIER VORGESCHLAGENE KREBS-ZUSATZBEHANDLUNG, DIE IN ALLER INTENSITÄT <u>ZUSÄTZLICH</u> ZU DEN MEDIZINISCHEN MASSNAHMEN ÜBER VIELE MONATE UND IN ABGESCHWÄCHTER FORM FÜR IMMER DURCHGEFÜHRT WERDEN SOLL, ERFORDERT VON IHNEN EIN GROSSES MASS AN DISZIPLIN.**
**SIE WERDEN ALLERDINGS NACH WENIGEN WOCHEN FESTSTELLEN, DASS SIE SICH INSGESAMT SEHR VIEL WOHLER FÜHLEN. BE-**

**TRACHTEN SIE DIES DANN ALS EIN ERSTES GUTES ZEICHEN DAFÜR, DASS DIE MASSNAHMEN WIRKEN.**

## Warum ist der Pfad, der hier beschrieben wird, „steinig“?

1. Eigene Zweifel
Sie werden manchmal daran zweifeln, ob Sie den richtigen Pfad gehen, denn er verlangt von Ihnen viel Ausdauer und Energie. Es ist sehr viel angenehmer, nur „Pillen zu schlucken“, als selbst aktiv zu werden.

2. Zweifel nahestehender Personen
Möglicherweise werden Angehörige Zweifel an dem von Ihnen eingeschlagenen Pfad hegen und Ihnen dies sagen oder es Ihnen unbewusst signalisieren. Letzteres geschieht leider sehr oft!

3. Zweifel der wissenschaftsorientierten Medizin
Eine Krebs-Zusatzbehandlung, die über die üblichen Maßnahmen der Medizin hinausgeht, ist so vielfältig und in der Beweisführung ihrer Wirksamkeit so kompliziert, dass sie mit statistischen Methoden nicht erfassbar ist. Zu viele Einzelfaktoren machen jeden Versuch, nach modernen wissenschaftlichen Kriterien einen „statistisch signifikanten“ Wirkungsnachweis zu demonstrieren, unmöglich. Die hier vorgeschlagenen Möglichkeiten entziehen sich wegen ihrer Vielfältigkeit der Be-

urteilung durch die klassische Wissenschaft. Das scheint ein Grund dafür zu sein, dass man Ihnen vonseiten der Krebsspezialisten von dem hier Beschriebenen möglicherweise abraten wird oder Ihnen den Mut (bewusst oder unbewusst) nehmen wird. Immer wieder hören Krebspatienten, wenn sie mit Therapeuten über zusätzliche naturheilkundliche Maßnahmen und über Möglichkeiten der Ernährung sprechen, negative Aussagen, die Zweifel aufkommen lassen, wie zum Beispiel: „Tun Sie es ruhig, schaden kann es nicht, helfen tut es aber auch nicht". Der letzte Teil dieser Aussage ist in keiner Weise wissenschaftlich belegt.

## Im Zweifel für eine Krebs-Zusatzbehandlung

Man kann mit Recht folgenden Standpunkt vertreten: Im Zweifel für zusätzliche Methoden, die aller Wahrscheinlichkeit nach gegen die Krebserkrankung helfen, jedoch nicht schaden, sich aber garantiert positiv auf die gesamte Gesundheit auswirken und das Wohlbefinden fördern. Dies gilt auch dann, wenn ihre Wirkung nicht „doppelblind" belegt worden ist.

## Psyche und Krebs

**EINE GUTE PSYCHISCHE VERFASSUNG ENTSCHEIDET MIT ÜBER IHRE HEILUNG. EINE**

## POSITIVE BEEINFLUSSUNG DURCH IHRE „UMGEBUNG“ IST WICHTIG.

Wir alle sind als soziale Lebewesen sehr stark von der Meinung unserer Mitmenschen abhängig. Wir sind beeinflussbar (suggestibel) und zwar in einem für uns sowohl positiven als auch negativen Sinn. Diese Beeinflussbarkeit müssen wir einkalkulieren.
Fragen Sie sich deshalb ganz bewusst und entscheiden Sie, von welchen Mitmenschen Sie „moralische“ Unterstützung erfahren können und möchten, und von welchen nicht. Dies ist für Ihre psychische Verfassung von Bedeutung.

Die Erfahrung hat gezeigt, dass es sehr gut ist, mit vertrauten Menschen über die Krebserkrankung zu sprechen, anstatt die Krankheit zu verschweigen. Suchen Sie solche Menschen zum Gespräch über Ihre Erkrankung aus und auf, die eine positive Lebenseinstellung haben und von denen Sie annehmen können, dass sie Ihre Nöte und Ängste verstehen. Diese Personen sollten, soweit Sie es beurteilen können, in sich gefestigt und nicht durch allzu viele eigene ungelöste Probleme belastet sein. In den Krebs-Selbsthilfegruppen gibt es übrigens viele Menschen, die es ebenfalls „geschafft“ haben. Diese inzwischen Gesunden werden Ihnen (bewusst oder unbewusst) Mut machen. Sie werden auch über ihre praktischen Erfahrungen berichten können, wodurch sie nach ihrer Meinung gesund geworden sind.

## „Selbst ist die Frau, selbst ist der Mann“

Die Chancen in der Bekämpfung von Krankheiten allgemein, und somit auch der Krebserkrankung, steigen mit dem Wissen um die Erkrankung selbst und die vielen nebenwirkungsfreien Therapiemöglichkeiten, die heute bekannt sind. Werden Sie bezüglich der Krebs-Zusatzbehandlung Ihr eigener Experte. Sie werden auch durch dieses Buch erfahren, dass dies gar nicht so schwer ist, wie man allgemein annimmt.

## „Wissen ist Geld wert“

Gute Kenntnisse und auch eine Portion Geschick sind nötig, um die Mittel, die Sie zur Krebs-Zusatzbehandlung benötigen, kostengünstig zu bekommen. Sie haben sicher schon gemerkt, dass jeder an Ihnen verdienen möchte. Bedenken Sie, dass Sie die hier vorgeschlagenen Mittel über einen längeren Zeitraum benötigen. Damit ist der Kostenfaktor besonders wichtig.
Ein Beispiel soll die Bedeutung der Aussage „Wissen ist Geld wert“ veranschaulichen. Das Gewürz Kurkuma hat einen in der Naturheilkunde lange bekannten günstigen Effekt, u. a. bei Krebs. Die Tatsache, dass Kurkumapulver in Kapseln und in

der Aufmachung eines Medikamentes vielfach im Fachhandel als Nahrungsergänzungsmittel angeboten wird, zeigt, dass viele Hersteller von Naturheilmitteln die große Bedeutung dieses Gewürzes erkannt haben.
Wenn Sie nun Kurkuma in Bio-Qualität als Gewürz kaufen, werden Sie sehen, dass Sie auf diese Weise viel Geld sparen können.
Wissen ist in diesem Fall viel Geld wert. Das gilt einmal für Hersteller, die Naturprodukte so verpacken, dass sie dann zu einem höheren Preis vermarktet werden können. Das gilt aber auch für Sie, wenn Sie durch Ihr Wissen ein wertvolles Naturheilmittel weniger aufwendig verpackt preiswerter einkaufen.

## Denken Sie auch an Scharlatanerie

Es kann aber auch schlimm kommen. Immer wieder werden Produkte mit fantastischen Heilsversprechungen und exorbitanten Preisen angeboten, die absolut unwirksam, eventuell sogar schädlich sind. Hier handelt es sich (im Gegensatz zu dem oben beschriebenen Beispiel, bei dem ja ein wertvolles Pulver in Kapseln angeboten wird) um reine Scharlatanerie. Wenn Sie solche zweifelhaften Angebote erhalten, dann sollten Sie sich unbedingt an einen Apotheker Ihres Vertrauens wenden. Aufgrund ihrer Ausbildung sind Apotheker für solche Fragen die besten Ansprechpartner.

Auch in der Apotheke werden Sie erfahren:

***„WUNDERMITTEL GIBT ES (LEIDER) NICHT!“***

# 3. Prinzipielles zur Krebsbehandlung

## „Ich habe doch immer gesund gelebt“

Alle Lebensvorgänge in unserem Körper folgen naturgegebenen Gesetzen. Dies gilt gleichermaßen für Gesundheit wie Krankheit. Wenn wir eine Krankheit bekommen, deren Ursache wir nicht erkennen können, dann liegt das an der Kompliziertheit der biochemischen Vorgänge in unserem Körper. Sowohl die Krebsentstehung als auch eine erfolgreiche Krebsbehandlung folgen Gesetzmäßigkeiten, die die medizinische Forschung trotz intensiver Anstrengungen noch immer nicht ganz aufgeklärt hat. Wenn wir allerdings bereit sind, das bereits bekannte Wissen zu nutzen, dann ergeben sich wertvolle Chancen für eine mögliche Genesung.

## Plädoyer für eine ganzheitliche Krebsbehandlung

In unserem Körper laufen ständig chemische und physikalische Prozesse ab. Die Zahl der einzelnen chemischphysikalischen Reaktionen, die in jeder Sekunde gleichzeitig in unserem Körper im Mikrobereich ablaufen, ist unvorstellbar groß. Würde man versuchen, sie in Zahlen zu fassen, wäre es eine Zahl in kosmischer Dimension. „Alles fließt“. Das Verständnis wird dadurch noch erschwert, dass die Produkte biochemischer Reaktionen in der Regel die Basis für weitere Reaktionen sind. Außerdem greifen die vielen in unserem Organismus ablaufenden chemischen Reaktionen höchst kompliziert ineinander.

Bei Maßnahmen zur Heilung von Krebs greift man in ein äußerst komplexes Mikrogeschehen ein. Dabei drängt sich der Vergleich auf, dass man mit einem groben Schraubenzieher versucht, eine winzige Uhr zu reparieren. Die medizinische Forschung ist bestrebt, ihre Methoden immer mehr zu verfeinern. Die Fortschritte, die die moderne Medizin auch im Bereich der Krebstherapie bereits gemacht hat und immer noch macht, sind groß und dürfen in keiner Weise geschmälert werden. Eine Frage drängt sich jedoch regelrecht auf.

**IST ES BEI DEM DERZEITIGEN WISSENSSTAND RICHTIG, DASS DIE VON DER MEDIZIN (KONVENTIONELL UND KOMPLEMENTÄR) ANGEBOTENEN THERAPIEVERFAHREN, WENN**

**SIE AUSSCHLIESSLICH UND ALLEIN ZUM EINSATZ KOMMEN, AUSREICHEN, ODER IST ES NICHT ERFOLGVERSPRECHENDER, ZUSÄTZLICHE NEBENWIRKUNGSFREIE MASSNAHMEN ZUR GENESUNG ZU ERGREIFEN, DIE JEDER KREBSPATIENT RELATIV PREISWERT SELBST REALISIEREN KANN?**

Ist es nicht besser, mit vielen Kanonen von allen Seiten auf einen Feind zu schießen, als mit wenigen oder gar nur mit einer?

## Vier Strategien der Krebsbehandlung

### 1. Medizinische Therapie

Onkologie

Das Ziel der Onkologie ist, den Krebs möglichst ganz zu entfernen. Durch Operation, Bestrahlung und Chemotherapie versucht man, den Körper vom Krebs zu befreien. Man entlastet damit die regenerativen Kräfte, nämlich das Immunsystem und andere Krebs-Abwehrmechanismen. Die Krebszellen werden operativ entfernt, was sicher der Idealfall ist. Ist dies nicht ohne Weiteres möglich, dann werden die Krebszellen durch Bestrahlung und / oder Chemotherapeutika (Zytostatika) zerstört. Die anfallenden Zelltrümmer werden dann von Fresszellen (Phagozyten, Immunzellen) beseitigt. Für den gesamten Körper sind die

Eingriffe naturgemäß mit einem großen körperlichen und psychischen Stress verbunden. Diese den Krebs zerstörenden Verfahren sind äußerst kompliziert und für den Laien (auch in der Beurteilung) nicht durchschaubar. Aus diesem Grunde sind wir hier auf die Sachkenntnis und das Verantwortungsbewusstsein erfahrener ärztlicher Spezialisten angewiesen.

Komplementäre Krebstherapie

Eine weitere wertvolle Möglichkeit stellt die komplementäre (nicht alternative!) Krebsbehandlung dar. Ihr Ziel ist es, über die Stärkung der regenerativen Kräfte des Körpers den Krebs zu bekämpfen und den Körper am besten noch vor, auf jeden Fall aber während und nach einer anstrengenden „Krebsbeseitigungstherapie" zu stärken. Mögliche regenerative Maßnahmen sind z. B. die Misteltherapie, die Gabe von Selen, die hochdosierte Vitamin C-Therapie und viele andere zum Teil höchst moderne aber auch altbewährte naturheilkundliche Therapiemaßnahmen. Diese vielfältigen Therapieverfahren bedürfen ebenfalls einer großen Sachkunde, die erfahrenen Therapeuten vorbehalten bleibt.

Anders verhält es sich mit der Behandlung der Krebserkrankung durch Maßnahmen, die in Eigeninitiative durchgeführt werden können.

## 2. Krebs-Zusatzbehandlung

Die Anti-Krebs-Ernährung

Eine Anti-Krebs-Ernährung kann man in eigener Regie durchführen. Das liegt u. a. an ihrer guten Verträglichkeit und der daraus resultierenden Risikoarmut bzw. Risikofreiheit. Man benötigt natürlich ein gewisses Quantum an Wissen und vor allem den Willen, dieses Wissen konsequent umzusetzen. Eine gute Beratung erleichtert das Vorgehen ganz erheblich.

**ES GEHT BEI DER ANTI-KREBS-ERNÄHRUNG UM MEHR ALS NUR UM GESUNDERHALTENDE MASSNAHMEN. ES IST EINE „SANFTE KREBSBEHANDLUNG“, DEREN WIRKUNGSEINTRITT WESENTLICH MEHR ZEIT BEANSPRUCHT ALS DER WIRKUNGSEINTRITT MEDIZINISCHER METHODEN.**

Sie hat allerdings den riesigen Vorteil, dass sie ohne Risiko bzw. nur mit einem minimalen Risiko nicht nur einige Tage oder Wochen, sondern 365 Tage im Jahr durchgeführt werden kann, und dies über Jahre hinweg.

Zur Anti-Krebs-Ernährung gehört auch das Meiden bestimmter Lebensmittel, Lebensmittelzusatzstoffe und die Verwendung von Lebensmitteln, die keine Pestizidrückstände aufweisen (Bio).

## Positive Beeinflussung der Psyche

Welche Bedeutung der Psyche für die Entstehung von Krebs zukommt, darüber streiten sich die Gelehrten immer noch. Auch wenn immer wieder Untersuchungen auftauchen, die angeblich „statistisch ganz sicher“ den Einfluss der Psyche auf das Krebsgeschehen ausschließen, kann man nicht einfach die vielen Studien, die von ernsthaften Wissenschaftlern durchgeführt wurden und Zusammenhänge zwischen Psyche und Krebs nahelegen, ignorieren.
Zu der hier vertretenen Anti-Krebs-Strategie gehört eine positive Beeinflussung der Psyche.

Wenn starke psychische Probleme vorliegen, ist selbstverständlich ein Psychotherapeut aufzusuchen. Man kann allerdings auch in Eigeninitiative viel erreichen.

Die Methode einer positiven Beeinflussung der Psyche in Eigeninitiative ist die Selbstsuggestion. Wie funktioniert diese Methode? Während wir schlafen ist unser kritisches Oberbewusstsein so gut wie inaktiv und produziert nicht fortwährend negative Gedanken. Mithilfe moderner Technik (Tonwiedergabegerät, Zeitschaltuhr) wird ein individueller Suggestionstext zwei Stunden nach dem Zubettgehen 20 Minuten lang (während man schläft) gehört. Diese Suggestionsmethode wirkt sehr zuverlässig.
Etwa drei Monate nach Beginn zeigen sich erfahrungsgemäß erste Resultate, die man rückbli-

ckend als Zunahme der Zuversicht erkennt. Diese Zuversicht ist Ausdruck veränderter bioelektrischer Aktivitäten im Gehirn. Über bereits bekannte hormonelle Wege wirkt sie sich u. a. stärkend auf das Immunsystem aus.

## Überblick über die vier therapeutischen Maßnahmen einer ganzheitlichen Krebstherapie

### 1. Medizinische Therapie

a) Weitgehende Zerstörung des Krebses (Operation, Strahl, Chemotherapie und andere Verfahren) durch die klassische Medizin

b) Regeneration des Organismus nach der Zerstörung des Krebses und Stärkung der Selbstheilungskräfte durch die Methoden der komplementären Krebstherapie

### 2. Krebs-Zusatzbehandlung

c) Regeneration des Organismus nach der Zerstörung des Krebses und Stärkung der Selbstheilungskräfte durch die Anti-Krebs-Ernährung (gleiches Ziel wie unter b) jedoch mit anderen Methoden)

d) Beeinflussung der Psyche je nach Bedarf durch Psychologen oder, wenn möglich, in Eigeninitiative

## Zum Thema „evidenzbasierte Medizin“

(wissenschaftlich bewiesene, wirksame Medizin)

Wenn Ärzte heutzutage über Therapieverfahren sprechen, dann fällt oft der Begriff „evidenzbasierte Medizin“. Das bedeutet, dass Ärzte immer nur solche Therapiemaßnamen anwenden sollen, deren Wirksamkeit nach strengen wissenschaftlichen Kriterien in klinischen (doppelblinden, randomisierten usw.) Studien einwandfrei belegt wurde. Diese Forderung ist ohne Zweifel berechtigt. Medikamente kosten meistens viel Geld. Wenn sie keine nachweisbare oder nur eine geringe Wirkung haben, dann sollte man auf sie verzichten, zumal sie oft mit unerwünschten Wirkungen (Nebenwirkungen) belastet sind. Evidenzbasierte Medizin wird zum Nutzen der Patienten und zur Kostenminimierung angestrebt.

Im Umkehrschluss wäre es allerdings falsch anzunehmen, dass alle Medikamente und Therapieverfahren, deren Wirksamkeit nicht wissenschaftlich einwandfrei bewiesen wurde, wirkungslos sind. Sie wurden in den meisten Fällen nur nicht getestet. Man muss nämlich bedenken, dass klinische Studien sehr teuer sind. Damit ist es eine Frage der Kosten, ob gute klinische Studien zu Medikamenten oder Therapieverfahren vorliegen und ob sie damit einer evidenzbasierten Medizin zugeordnet werden können.

Gleiches gilt für die in diesem Buch vorgeschlagenen Maßnahmen. Auch wenn sie für Patienten sehr segensreich sind, setzt sich keine finanzstarke Lobby für sie ein, um ihre Wirkung nach den Regeln der Wissenschaft zu belegen. Daher gilt, je mehr wir wissen und durchschauen, desto größer werden unsere Chancen, ohne überhöhte Kosten den Kampf gegen die Erkrankung Krebs aufzunehmen.

## Kann die hier beschriebene Krebs-Zusatzbehandlung eine medizinische Krebstherapie ersetzen?

Eine solche Annahme wäre fahrlässig und ist in keiner Weise zu vertreten.

**EINE KREBS-ZUSATZBEHANDLUNG DARF UNTER KEINEN UMSTÄNDEN MEDIZINISCHE THERAPIEVERFAHREN ERSETZEN.**

Hier wird ganz klar für ein im wahrsten Sinne des Wortes ganzheitliches Vorgehen plädiert. Wenn möglich sollten alle Verfahren kombiniert werden. Auch die hier empfohlenen Maßnahmen, die man in Eigeninitiative durchführen kann, sind nur ein Teil einer umfassenden Krebstherapie.

# 4. Sind die Gene an allem schuld?

## Krebs und Lebensumstände

Die Deutsche Krebsgesellschaft e. V. weist auf eine schon seit langer Zeit gemachte Beobachtung hin, die zeigt, wie entscheidend die Lebensumstände zum Krebsgeschehen beitragen. Statistiken belegen, dass es ein geografisch sehr unterschiedliches Erkrankungsrisiko für Brustkrebs gibt. So hat man festgestellt, dass in den Vereinigten Staaten sechsmal mehr und in Deutschland fast fünfmal mehr Frauen an Brustkrebs sterben als in Japan. Wenn Japanerinnen in die Vereinigten Staaten auswandern, ändert sich ihr niedriges Brustkrebsrisiko kaum. Das Risiko ihrer Töchter, und noch mehr das ihrer Enkelinnen, an Brustkrebs zu erkranken, gleicht sich an das hohe Brustkrebsrisiko amerikanischer Frauen an.

Vergleicht man die Brustkrebserkrankungen in europäischen Ländern, so findet man die meisten

Erkrankungen in den Niederlanden, in Dänemark, Finnland und Schweden. Während Deutschland im europäischen Vergleich einen mittleren Rang einnimmt, verzeichnen die südeuropäischen Länder Spanien, Griechenland und Portugal die niedrigsten Erkrankungsraten.

Die hier geschilderten Zusammenhänge zwischen den Lebensumständen und Krebs sind deshalb von Bedeutung, weil viele Menschen (z. T. resignierend) glauben, dass Krebs in den Genen vorprogrammiert und damit schicksalhaft sei. Diese Menschen ziehen daraus den Schluss, dass sie durch ihren Lebensstil wenig Einfluss auf dieses Krankheitsgeschehen haben.

Ein wesentlicher Unterschied in den „Lebensumständen“ zwischen den Menschen, die in Europa bzw. Nordamerika und im fernen Osten leben, ist die Ernährung.
Da wir diesen Faktor beeinflussen können, sollten wir diese Chance unbedingt nutzen. Wir werden dieses Thema später noch einmal aufgreifen.

# 5. Zwei wichtige Fragen

## Wie viele Menschen tragen Krebszellen in sich?

Auf den ersten Blick scheint sich die Antwort aus der Anzahl der auftretenden Krebserkrankungen zu ergeben. Das würde bedeuten, dass nur die Menschen, die an Krebs erkranken, Träger von Krebszellen sind.
Möglicherweise ist dies allerdings ein Trugschluss. Man kann aus neueren Untersuchungen den Schluss ziehen, dass der überwiegende Teil der gesunden Menschen ebenfalls Krebszellen in sich trägt.

Wie ist dies zu verstehen?

Es gibt Untersuchungen, die zeigen, dass bei 40% der Frauen im Alter zwischen 40 und 50 Jahren kleine Krebstumore in der Brust vorhanden sind, die normalerweise unentdeckt bleiben. In den

meisten Fällen führen sie nicht zu einer Krebserkrankung (Bob Arnot „Das Anti-Brustkrebs-Buch“, 2000; Literaturhinweis – siehe am Ende des Buches).
Andere Untersuchungen haben gezeigt, dass 30% der Männer im Alter zwischen 40 und 50 Jahren latenten Prostatakrebs haben. Mit fortschreitendem Alter nimmt der Prozentsatz stetig zu. So hat man bei 70% der Männer im Alter zwischen 70 und 80 Jahren Prostatakrebszellen gefunden (Bob Arnot, „Prostatakrebs“, 2000; Literaturhinweis – siehe am Ende des Buches).
Brustkrebs und Prostatakrebs sind zwar die am häufigsten auftretenden Krebserkrankungen, es gibt aber noch viele andere Krebsarten, die auch häufig auftreten, wie Darmkrebs, Lungenkrebs, Harnblasenkrebs, Magenkrebs usw.
Außer von Brustkrebs und Prostatakrebs liegen (nach meinem Wissen) keine Untersuchungen über latente Krebsformen vor, da solche Untersuchungen sehr aufwendig sind. Wenn man bedenkt, dass unser Körper aus ca. 100 verschiedenen Gewebearten besteht und es daher ca. 100 verschiedene Krebsarten gibt, dann liegt die Vermutung nahe, dass die meisten Menschen Krebszellen in sich tragen, ohne es zu ahnen. Bei den „gesunden“ Krebszellenträgern befinden sich die Krebszellen offensichtlich in einem Ruhezustand.
Die Wahrscheinlichkeit, dass viele gesunde Menschen Krebszellen in sich tragen, und die sich daraus ergebenden Schlussfolgerungen sind sehr wichtig, denn sie zeigen die große Bedeutung ei-

ner Krebsprävention für jeden von uns.
Wenn wir diese Erkenntnisse akzeptieren, ergeben sich folgende Optionen:

1. Nicht jede Krebszelle scheint aktiv und damit zur Basis einer Krebserkrankung zu werden. Mit einer wirksamen Prävention kann man dafür sorgen, dass die Krebszellen in ihrem Ruhezustand bleiben.

2. Schon lange ist bekannt, dass es viele Jahre dauert, bis eine gesunde Zelle zur Krebszelle wird. In dieser Zeit sind die sich zu Krebszellen verändernden Zellen noch beeinflussbar. Diese lange Zeit bietet die wertvolle Chance, den Umwandlungsprozess mit einer nebenwirkungsfreien und doch wirksamen, langfristigen Prävention zu stoppen oder zumindest hinauszögern.

**ZUR AKTIVIERUNG DER RUHENDEN KREBSZELLEN GEHÖREN VIELE FAKTOREN. UNSER WESTLICHER LEBENSSTIL IST EXTREM UNGESUND UND ENTHÄLT VIELE FAKTOREN, DIE KREBSZELLEN AKTIVIEREN. FÜR DIE RICHTIGKEIT DIESER AUSSAGE SPRICHT AUCH DER RASANTE ANSTIEG DER BRUSTKREBSERKRANKUNGEN INSBESONDERE IN DEN LETZTEN 50 BIS 60 JAHREN. ZU EINER WIRKSAMEN KREBSPRÄVENTION GEHÖRT AUCH DAS MEIDEN DER FAKTOREN, DIE ERFAHRUNGSGEMÄSS DIE KREBSENTWICKLUNG FÖRDERN.**

## Ist eine Krebsprävention auch bei bestehendem Krebs sinnvoll?

Durch eine wirksame Krebsprävention kann die Anzahl der Krebserkrankungen insgesamt gesenkt werden. Dies ist ein wesentliches anzustrebendes Ziel.

**WIR WOLLEN ABER NOCH EINEN SCHRITT WEITER GEHEN, INDEM WIR UNS DIE FRAGE STELLEN, OB MAN MIT DEN HIER VORGESCHLAGENEN KREBSPRÄVENTIVEN MASSNAHMEN AUCH BEI EINER BESTEHENDEN KREBSERKRANKUNG EINEN THERAPEUTISCHEN NUTZEN ERWARTEN KANN.**
**DIESE FRAGE SOLL HIER GANZ EINDEUTIG MIT „JA" BEANTWORTET WERDEN.**

Diese scheinbar sehr optimistische Aussage wird wie folgt begründet:
Wir können davon ausgehen, dass durch Operation, Chemotherapie und / oder Bestrahlung die meisten Krebszellen entfernt werden. Es wird aber nach neuen wissenschaftlichen Erkenntnissen immer wahrscheinlicher, dass trotz all der intensiven medizinischen Verfahren einige Krebszellen (Krebsstammzellen) die Krebstherapie überstehen. Während der Therapie sind diese Krebszellen durch die Strahlen und Chemotherapeutika nicht angreifbar. Es reicht theoretisch eine einzige überlebende Krebszelle, um ein Rezidiv (Rückfall) zu bilden. Man kann davon ausgehen,

dass sich die der Therapie entgangenen Krebszellen zunächst weiterhin in einem Ruhezustand befinden. Um ein Rezidiv zu verhindern müssen wir alles tun, um sie in diesem Ruhezustand zu belassen. Genau dies ist auch das Ziel der Krebsprophylaxe.

**DIE MECHANISMEN, DIE EINE KREBSPROPHYLAXE BEWIRKEN – DIES HAT DIE FORSCHUNG INZWISCHEN EINWANDFREI GEZEIGT –, SIND WEITGEHEND DIE SELBEN MECHANISMEN, DIE DAS WACHSTUM DER KREBSZELLEN HEMMEN BZW. DIE KREBSZELLEN DIREKT ANGREIFEN (MEHR DAZU SPÄTER).**
**NUN WIRD KLAR, WARUM EINE KREBSPRÄVENTION IN GLEICHER WEISE FÜR GESUNDE WIE FÜR KREBSKRANKE WICHTIG IST.**

Hinzu kommen folgende Erkenntnisse:
In den letzten Jahren hat die intensive Forschung auf dem Gebiet der Ernährungswissenschaft (Trophologie) gezeigt, dass sich in Obst und Gemüse Substanzen befinden, die eine Wirkung gegen Krebs haben. Hierzu gehören Substanzen die direkt zerstörerisch auf Krebszellen wirken oder anderweitig das Krebswachstum behindern. Sie gehen damit über eine Prävention hinaus. Da sie den Krebs auch direkt bekämpfen, können sie mit Recht als nutritive Anti-Krebs-Substanzen (nutritiv: die Nahrung betreffend) bezeichnet werden, mit denen man die klinische Therapie effektiv unterstützen kann. Der Vorteil einer Kombinati-

on der nutritiven Anti-Krebs-Substanzen mit den Maßnahmen der klinischen Krebstherapie ist einleuchtend.

**NUTRITIVE ANTI-KREBS-SUBSTANZEN RICHTEN SICH GEGEN DEN KREBS. DAS IST EINE GUTE BOTSCHAFT. DURCH EINE ANTI-KREBS-ERNÄHRUNG WERDEN GLEICHZEITIG DIE GESUNDHEIT DES GESAMTEN KÖRPERS GESTÄRKT UND DAMIT AUCH DIE SELBSTHEILUNGSKRÄFTE (U. A. DAS IMMUNSYSTEM). DAS IST DIE ZWEITE GUTE BOTSCHAFT. DAMIT SCHAFFEN DIE NUTRITIVEN ANTI-KREBS-SUBSTANZEN ZUSAMMEN MIT VIELEN ANDEREN GESUNDHEITSFÖRDERNDEN SUBSTANZEN, DIE ENTSCHEIDENDE GRUNDVORAUSSETZUNG FÜR DIE HEILUNG EINER KREBSERKRANKUNG.**

# 6. Informationen über Krebs

Wir wollen uns ein Bild vom Krebs machen, denn je besser wir über ihn Bescheid wissen, desto besser können wir seine Schwächen erkennen. Damit steigt auch unsere Chance, ihn zu besiegen.
In dieser Betrachtung werden wir nur von Krebs sprechen und nicht die verschiedenen Krebsformen berücksichtigen.
Man kann sich Krebs durchaus als eine Art bösartiges, primitives, parasitenähnliches Lebewesen innerhalb eines wohlgeordneten Organismus vorstellen. Viele Merkmale, die wir mit Lebewesen verbinden, können wir auch zur Beschreibung von Krebs verwenden und uns damit das Verständnis erleichtern. Wir können sogar zum besseren Verständnis so weit gehen, dass wir ihm Eigenschaften zuordnen, die wir von Pflanzen, Tieren und sogar vom Menschen kennen. Hinzu kommt, dass Krebszellen in Hinblick auf die Zellen, aus denen sie sich entwickelt haben, als „primitiv“ zu

bezeichnen sind. Sie haben oft spezifische Fähigkeiten, die gesunde Zellen eines Organs auszeichnen, verloren, sind jedoch, wie wir noch sehen werden, höchst spezialisiert im Kampf gegen körpereigene Abwehrmechanismen und sogar gegen therapeutische Maßnahmen.

## Krebs – Vergleich mit einzelligen Lebewesen – Unsterblichkeit

Unter Unsterblichkeit ist hier nicht die Unsterblichkeit einer gesamten Zelle, sondern die Unsterblichkeit der Erbanlagen einer Zelle zu verstehen. Krebs besteht aus vielen Zellen, die eine Fähigkeit haben, die wir auch bei niederen einzelligen Lebewesen finden.

Einzeller, zu denen Bakterien, aber auch die allseits bekannten Geißeltierchen und Amöben gehören, vermehren sich durch Zellteilung, wie auch unsere Körperzellen. Dies geschieht, indem sie zunächst ihr genetisches Material (die Chromosomen) und dann die übrigen Zellbestandteile (Organellen) verdoppeln und sich dann in zwei identische Tochterzellen teilen. Dieser Vorgang wiederholt sich bei den solitär (einzeln) lebenden einzelligen Lebewesen immer wieder, solange die Lebensbedingungen stimmen. Wenn die Temperatur günstig ist, genügend Nährstoffe vorhanden und die übrigen Umweltbedingungen verträglich sind, können sich diese kleinen Lebewesen im-

mer wieder unbegrenzt vermehren. Im Gegensatz hierzu ist die Teilungsfähigkeit der Zellen höherer Lebewesen, der Körperzellen, mit Ausnahme der Geschlechtszellen begrenzt.
Die unbegrenzte Vermehrung der Einzeller trifft auch für Krebszellen zu. Krebszellen finden in dem „befallenen“ Körper anscheinend optimale Lebensbedingungen vor. Die Temperatur beträgt konstant 37°C. Durch das Blut werden die Krebszellen ebenso wie alle Körperzellen mit Sauerstoff und Nährstoffen versorgt. Krebszellen finden damit zunächst einmal „Umweltbedingungen“ vor, in denen sie sich unbegrenzt vermehren können.
Einzeller, ebenso wie Krebszellen, kennen keinen Tod. Erst, wenn sich lebensnotwendige Bedingungen drastisch verändern, sterben sie. Wenn zum Beispiel Einzeller zu wenig Sauerstoff oder zu wenig Nährstoffe finden, sterben sie. Den Krebszellen geht es ebenso, wenn der Mensch stirbt. Wenn Einzeller mit Umweltgiften in Kontakt kommen oder wenn an Krebspatienten therapeutische Maßnahmen (Chemotherapie, Bestrahlung) durchgeführt werden, dann geht ihre Teilungsfähigkeit verloren und der Tod tritt ein. Dies ist bei einer Krebserkrankung der Sinn der Krebstherapie.

**GANZ SO IDEAL IST DER KÖRPER EINES KREBSKRANKEN FÜR DIE KREBSZELLEN JEDOCH NICHT, DENN DER KÖRPER KANN SICH GEGEN DEN KREBS WEHREN, UND ZWAR UMSO BESSER, JE GESÜNDER ER IST.**

Krebszellen wiederum können sich gegen die Abwehrmaßnahmen des Organismus zur Wehr setzen. Bleiben wir zunächst bei der Überlebensstrategie der Krebszellen.

## Krebszellen reagieren auf Selektionsdruck

Eine entscheidende Fähigkeit der Krebszellen ist die Anpassung an veränderte, widrige Lebensbedingungen – ein Phänomen, das bei allen Lebewesen zu beobachten ist. Auch bei Krebszellen kommen die Gesetze der Evolutionsbiologie (Darwin) zum Tragen. Krebszellen und Wirtsorganismus (Patient) liefern sich eine ständige wechselseitige Aufrüstung.

Das genetische Material von Lebewesen (auch der Krebszellen) ist nicht ganz stabil. Immer wieder treten Veränderungen an den Chromosomen in Form von Mutationen auf. Die meisten dieser Mutationen sind für das Überleben einer veränderten Zelle unzweckmäßig und haben oft den Tod zur Folge. Einige Mutationen sind aber auch für das Überleben in einer für alle Zellen schwierig gewordenen Situation von Vorteil. Zellen mit diesen mutierten Erbanlagen haben einen Selektionsvorteil. Die Überlebenschancen solcher Zellen sind größer als die der unveränderten, nicht mutierten Zellen. Diese Zellen werden sich trotz aller Hemmnisse weiterhin vermehren.

Das bedeutet: Krebs besteht aus vielen Millionen

Zellen. Diese Zellen sind in ihren Genen nicht ganz identisch. Einige weisen kleine Abweichungen auf. Ändern sich die äußeren Bedingungen, dann überleben immer die Zellen, deren Gene und die davon abhängigen Merkmale die beste Antwort auf die äußeren Veränderungen bieten. Die Krebszellen, die in einer veränderten Situation z. B. während einer Chemotherapie widerstandsfähig gegen das Zytostatikum werden, vermehren sich in Gegenwart dieses Zellgiftes, während alle anderen zugrunde gehen. Die Widerstandsfähigkeit kann sich sowohl gegen die körpereigene Krebsabwehr als auch gegen die therapeutischen Maßnahmen richten.

Substanzen, die Mutationen hervorrufen, helfen Krebszellen resistent zu werden, sich an das Medikament anzupassen und damit ihre Überlebenschancen zu verbessern. Damit haben Strahlen und viele Zytostatika auch den Nachteil, dass sie durch ihre Tendenz, Mutationen zu bilden, ihre eigene Wirkung begrenzen und außerdem die Möglichkeit der Entstehung eines zweiten Krebses fördern.

Man kann die Anpassungsfähigkeit von Krebszellen an für sie ungünstige Lebensbedingungen (Therapie) als ein „intelligentes Verhalten" ansehen. Den „Fähigkeiten" der Krebszellen liegen hoch komplizierte biochemische Prozesse zugrunde, die von den Forschern langsam aufgeklärt werden. Diese Erkenntnisse sind sehr bedeutend, denn wenn Forscher erst einmal einen „Mechanismus" erkannt haben, dann finden sie in der Regel auch einen Weg, dieses „Hindernis"

zu überwinden. Die Entwicklung neuer Therapien gegen Krebs ist die intelligente Gegenmaßnahme des Menschen auf die „intelligente" Anpassungsfähigkeit des Krebses.
Hier sind Beispiele dafür aufgeführt, wie Krebszellen sich vor Angriffen schützen.

1. Krebszellen „lernen" das Immunsystem zu überlisten. Krebszellen können sich dem Angriff des Immunsystems erwehren, indem sie an ihrer Oberfläche schleimige Substanzen absondern, die Immunzellen (Lymphozyten) daran hindern, sie anzugreifen. Das Immunsystem kann auch in die Irre geleitet werden, indem sich von der Oberfläche der Krebszellen Substanzen (Antigene) ablösen und nun das Immunsystem veranlassen, überall im Körper, wo diese Antigene auftauchen, aktiv zu werden und sich dabei regelrecht zu „verzetteln". Krebszellen sind auch in der Lage, Substanzen zu bilden, die die Bewegungsfähigkeit von Immunzellen blockieren.

2. Krebszellen „überlisten" auch Chemotherapeutika. In der therapeutischen Praxis zeigt sich dies, indem eine Chemotherapie zunächst zu einer starken Abnahme der Krebsmasse führt. Diese Abnahme kann man im Röntgenbild gut erkennen. Die Therapie zeigt Wirkung. Nach einiger Zeit kann es vorkommen, dass der Krebs trotz der Behandlung wieder anfängt zu wachsen. Resistent gewordene Krebszellen haben eine Möglichkeit gefunden, sich der Therapie

zu entziehen, und vermehren sich in Gegenwart der gegen sie gerichteten Medizin. Schon lange weiß man, dass Krebszellen es „lernen“, Zytostatika, die für sie normalerweise tödlich sind, aus den Zellen auszuschleusen, um sich damit vor ihnen zu schützen. Die Fähigkeit der Krebszellen geht sogar so weit, dass sie nicht nur die Substanzen eliminieren, durch die sie die Elimination „gelernt“ haben, sondern sie können diese Fähigkeit auch gegen andere, für sie bisher unbekannte, gänzlich neue Therapeutika anwenden. Eine andere Möglichkeit, sich vor einem Zytostatikum zu schützen, besteht darin, das Eindringen in die Krebszelle zu verhindern. Einen weiteren Mechanismus, mit dem sich Krebszellen vor einer Chemotherapie schützen, haben Münchener Forscher entdeckt. Die Forscher haben herausgefunden, wie einige Krebszellen der Chemotherapie entkommen. Ein bestimmtes körpereigenes Enzym ermöglicht trotz des Angriffs der Chemotherapie weiterhin die Teilung der Tumorzellen. Das Enzym eta-Polymerase kann Schäden im Erbgut reparieren, die das Chemotherapeutikum Cisplatin hervorruft. In diesem Fall wird ein für den Organismus wichtiges Enzym, das Schäden an der DNS gesunder Zellen, die immer wieder auf natürliche Weise entstehen, „ausbessert“, zum Helfer der Krebszellen.

# 7. Wie sichern sich Krebszellen ihr Überleben im Organismus?

Alle Lebewesen zeichnen sich dadurch aus, dass sie sich ständig vermehren und bei vitaler Bedrohung um ihr Überleben kämpfen. Lebewesen ohne diese „Fähigkeiten" wären schon längst ausgestorben. Im Sinne unserer Überlegungen kann man sagen, dass Krebszellen einen sehr starken Vermehrungs und Überlebenswillen haben.

## Gestörte Kontaktinhibierung

Krebszellen vermehren sich – wie bereits beschrieben – im Gegensatz zu gesunden Körperzellen grenzenlos. Dies ist folgenschwer, da sie doch in einem Organismus leben, in dem die Vermehrung von Zellen streng kontrolliert wird. Für den Organismus bedeutet dies eine „Revolution" mit verhängnisvollen Konsequenzen. Gesunde Körperzellen ordnen sich dem Gesamtorganis-

mus unter, indem sie die Zellteilung stoppen, sobald sie beim Wachstum (z. B. während der Wundheilung) in Kontakt mit anderen Zellen treten. Man nennt dies Kontaktinhibierung.
Krebszellen haben die Kontaktinhibierung aufgegeben. Sie teilen sich auch dann noch, wenn sie bereits engen Kontakt mit Nachbarzellen haben. Sie teilen sich immer weiter, ohne Rücksicht auf ihre Umgebung, geschweige denn auf den Gesamtorganismus. In Zellkulturen kann man dieses Phänomen gut beobachten.

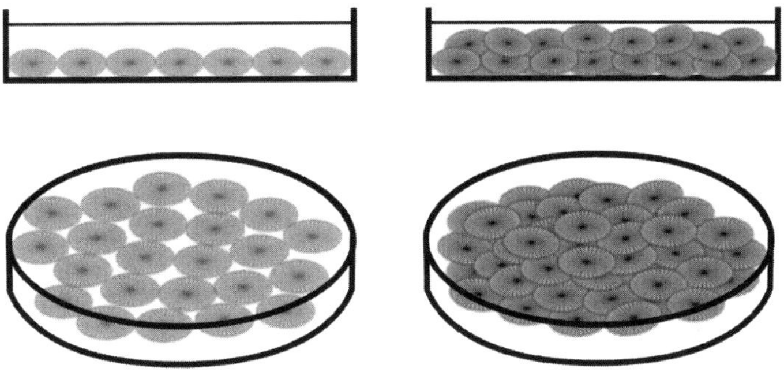

gesunde Zellen Krebszellen

Abb. 1: Fehlende Kontaktinhibierung bei Krebszellen

## Krebszellen altern nicht

Ein weiteres Phänomen zeichnet Krebszellen im Zusammenhang mit dem zügellosen Wachstum aus. Gesunde Körperzellen – mit Ausnahme der Geschlechtszellen (Eizellen, Spermien) – teilen sich 50- bis 70-mal. Dann stoppen im Erbmaterial programmierte Alterungsprozesse ihre Ver-

mehrung. Bei Krebszellen funktioniert dieser natürliche Alterungsprozess nicht. Das Beispiel der HeLa-Zellen zeigt dieses Phänomen. Heute werden in vielen Laboratorien auf der ganzen Welt HeLa-Zellen in Gewebekulturen gehalten. Sie wurden nach einer Patientin mit dem Namen **He**nrietta **La**cks benannt, der man vor vielen Jahren Zellen eines Gebärmutterhalskrebses entnommen hat. Diese im Labor gezüchteten Zellen haben sich schon viele tausend Mal vermehrt, ohne Alterserscheinungen zu zeigen. Die HeLa-Zellen vermehren sich sehr schnell. Sie verdoppeln sich innerhalb von 48 Stunden und saugen die Nährlösung geradezu auf.
Man verwendet HeLa-Zellen, um die Wirkung von Medikamenten gegen Krebs zu testen.

## Verminderte Apoptose

Die Apoptose ist ein programmierter Zelltod. Man kann die Apoptose als ein für den Organismus wichtiges, vorprogrammiertes „Selbstmordprogramm“ bezeichnen. Es wird von den Erbanlagen der Zellen gesteuert. In jeder Sekunde werden Millionen Zellen aus unserem Körper durch Apoptose entfernt. Dieser Untergang von Zellen ist nötig, um den Körper von alten, funktionsuntüchtigen, kranken und gefährlich veränderten Zellen zu befreien. Schon bei der Entwicklung zum erwachsenen Organismus spielt die Apoptose eine wichtige Rolle. Ein klassisches Beispiel ist die Bil-

dung unserer einzelnen Finger und Zehen, die in einem frühen Embryonalstadium durch Hautgewebe flossenähnlich miteinander verbunden sind. Dieses Hautgewebe wird durch Apoptose aufgelöst und die einzelnen Finger entstehen. Die Apoptose tritt auch in Funktion, wenn das Erbgut von Zellen stark geschädigt ist. So kann man davon ausgehen, dass die Wirkung von Zytostatika (Medikamente gegen Krebs) zum großen Teil auf eine Aktivierung der Apoptose zurückzuführen ist. Die Zytostatika fügen der DNS der Krebszellen Schaden zu und dieser Schaden löst die Selbstzerstörung der Zelle aus. Von Bedeutung ist, dass die Apoptose auch von Faktoren beeinflusst werden kann, die nicht im Inneren der Zelle liegen, sondern von außen kommen.
Bei Krebszellen ist die Apoptose zu schwach ausgeprägt. Substanzen, die die Apoptose der Krebszellen aktivieren, haben einen Anti-Krebs-Effekt. Die in diesem Buch später noch beschriebenen sekundären Pflanzenstoffe enthalten Substanzen, die die Apoptose aktivieren.

## Verbreitung des Krebses durch Metastasenbildung

Eine Möglichkeit für den Krebs, sich im Körper auszubreiten, besteht darin, dass sich einzelne Krebszellen von dem Primärtumor (erster ursprünglicher Tumor) ablösen. Sie werden dann vom Blut in andere Körperregionen transportiert, siedeln sich dort an und bilden Tochtergeschwülste, die Metastasen. Diese Metastasen haben die Erbanlagen des Ausgangskrebses, das heißt, dass z. B. Metastasen eines Brustkrebses, die sich in der Leber ansiedeln, dort als Abkömmlinge des Brustkrebses alle entsprechenden Anlagen haben, also auch Resistenzfähigkeiten des Ausgangskrebses. Substanzen, die die Fähigkeit der Krebszellen hemmen, sich festzusetzen, haben einen Anti-Krebs-Effekt. Sekundäre Pflanzenstoffe wirken der Metastasenbildung entgegen.

## Angiogenese

Durch die massiven Teilungsraten der Tumorzellen entsteht nicht etwa ein regelloser Zellhaufen. Die immer zahlreicher werdenden Zellen haben die Fähigkeit, durch Botenstoffe, die sie aussenden, dafür zu sorgen, dass Blutgefäße (kleine Arterien/Venen) in die Zellansammlung einsprießen. Wäre dies nicht der Fall, würde der Krebs verhungern. Durch die einsprießenden Gefäße wird der Krebs wie jedes Organ mit lebensnotwendigem Sauerstoff und allen Substanzen, die er für sein Wachstum benötigt, versorgt. Das Einsprossen der Blutgefäße in den Krebs nennt man Angiogenese (besser Angioneogenese). Substanzen, die die Angiogenese hemmen, nennt man Angiogenesehemmer. Sie haben einen Anti-Krebs-Effekt. Sekundäre Pflanzenstoffe enthalten Angiogenesehemmer.

**DURCH EINE ANTI-KREBS-ERNÄHRUNG WERDEN DEM KÖRPER SEKUNDÄRE PFLANZENSTOFFE MIT DEN HIER BESCHRIEBENEN ANTI-KREBS-EFFEKTEN ZUGEFÜHRT.**

## Ein paar Gedanken am Rande

Sind wir Menschen möglicherweise aus biologischer Sicht Parasiten in Bezug auf unsere Erde? Man kann durchaus die Meinung vertreten, dass wir noch schlimmer sind. Es gibt gewisse Parallelen zum Krebs.

Krebszellen haben, wie bereits festgestellt, viele „intelligente" Möglichkeiten, ihr Überleben zu sichern und sich zu vermehren. Im Gegensatz zu gesunden Körperzellen, die ihren individuellen Überlebenswillen im Einklang mit dem Überleben des Gesamtorganismus einsetzen, kämpfen Krebszellen nur egoistisch für ihr eigenes Überleben, ohne Rücksicht auf den Organismus. Dieses fatale Verhalten führt dazu, dass Krebszellen ohne entsprechende Gegenwehr (geschwächtes Immunsystem usw.) ihre eigene Lebensgrundlage zerstören. Man kann, wenn man diesem Gedanken weiter folgt, der Meinung sein, dass das Problem des Krebses darin besteht, dass er sich nicht zukunftsorientiert verhält. Parasiten (z. B. Bandwürmer), die sich auf ein Wirtstier, (z. B. den Menschen) eingestellt haben, töten ihn nicht. Der

Tod des „Wirtes“ bedeutet ja auch das Ende des Parasiten. Dies würde dem in den Erbanlagen festgelegten Überlebenswillen widersprechen und damit einem wesentlichen Merkmal eines Lebewesens.
Wir Menschen müssen uns hüten, weiterhin mit einer reduzierten Zukunftsorientierung (Zerstörung der Natur) zu handeln, was dem Überleben der Gesamtheit der Menschen schadet. Unser umweltschädliches Verhalten hat leider gewisse Parallelen zum Krebsgeschehen. Viele sinnvolle Eigenschaften der gesunden Körperzellen, die dem Gesamtorganismus zum Überleben verhelfen, fehlen offensichtlich dem Menschen in Bezug auf die Erde, auf der er lebt.
Es ist höchste Zeit, dass wir unserem wissenschaftlichen Namen „Homo sapiens“, das heißt: „der kluge, weise Mensch“, gerecht werden und schnellstens intelligente Lösungen für die von uns erzeugten Probleme finden. Tun wir dies nicht, dann handeln wir wie der rücksichtslose Krebs ohne Zukunftsorientierung. Wir stehen in diesem Falle durch unser schädliches Verhalten sogar unter dem Niveau der Parasiten, da wir unsere Lebensgrundlage, die Erde zerstören.

Der Vollständigkeit halber wollen wir uns kurz der Frage widmen:

# 8. Wie werden gesunde Körperzellen zu Krebszellen?

Man unterscheidet bei der Krebsentstehung drei Entwicklungsphasen:

## Die Initiationsphase
(lat. initium: Anfang)

Ultraviolette Strahlen (übertriebene Sonnenbäder), Röntgenstrahlen, radioaktive Substanzen, krebsauslösende Chemikalien in der Umwelt und in Lebensmitteln, Tabakrauch, aber auch bestimmte Viren bewirken im Zellkern von gesunden Zellen eine Schädigung der Chromosomen. Da solche Gefahren für das Erbgut während der Evolution des Menschen schon immer bestanden, verfügen unsere Zellkerne über Reparaturmechanismen, die diese „Fehler" normalerweise rückgängig machen. Man kann sich allerdings Folgendes vorstellen: Wenn die Anzahl der Schäden pro Zeiteinheit zu groß wird, dann schaffen es die Reparaturmechanismen nicht mehr, alle Fehler zu beseitigen. So entstehen bleibende Veränderungen an der genetischen Ausrüstung der Zellen (Mutationen), von denen wiederum einige den Beginn einer Veränderung in Richtung Krebs bedeuten (Initiation). Seit der Industrialisierung und insbesondere während der letzten 50 Jahre haben die veränderten Lebens- und Umweltbedingungen zu einer Zunahme von Mutationen geführt. Zu denken ist u. a. an die Zunahme vieler industriell hergestellter, das Erbgut verändernder chemischer Substanzen, an die verstärkte Radioaktivität durch Atombombenversuche usw.

Noch haben die Zellen der Initiationsphase, deren Erbgut verändert wurde, nicht die Eigenschaften von Krebszellen. Wenn die schädlichen Faktoren jedoch weiter bestehen bleiben und andere hinzukommen, dann können sich die mutierten Zellen in gefährliche Krebszellen verwandeln.

Die Entstehung der Krebserkrankung wird bei einer Schwächung der körpereigen Anti-Krebs-Mechanismen beschleunigt. Hierzu gehört u. a. eine Schwächung des Immunsystems.

Die Initiationsphase kann im Gegensatz zur folgenden Promotionsphase sehr kurz sein. Schon der einmalige Kontakt mit einer Krebs initiierenden Substanz kann die Krebsentstehung in Gang setzen.

## Die Promotionsphase
(lat. promovere: vorwärtsbewegen)

Die Promotionsphase dauert Jahre bis Jahrzehnte (30-40 Jahre). Dies ist auch der Grund dafür, dass Krebs mit zunehmendem Alter immer häufiger auftritt. Am Ende dieser Phase haben sich aggressive Zellen gebildet, die nun alle Voraussetzungen erfüllen, um im nächsten Schritt zu den gefährlichen Kebszellen zu werden.
Die lange Promotionsphase stellt allerdings auch eine Chance dar, durch entsprechende Maßnahmen, die in diesem Buch beschrieben werden, den Verlauf der Entwicklung im Sinne einer Gesunderhaltung zu beeinflussen.

## Die Progressionsphase
(lat. progredere: fortschreiten)

In dieser Phase werden die Krebsvorläuferzellen (prämalignen Zellen) zu den aggressiven Krebszellen, die sogar in benachbarte Organe einwachsen und Metastasen bilden. Diese Zellen zeichnen sich dadurch aus, dass sie alle Regeln des geordneten Zusammenlebens im Organismus ignorieren. Ist dieses Stadium erreicht, wird die Beeinflussung wesentlich schwieriger. Jedoch auch hier ist Resignation fehl am Platz. Zusammen mit der medizinischen Therapie kann die Krebs-Zusatztherapie dazu beitragen, dass die Genesung in Gang gesetzt wird.

# Teil II

# Anti-Krebs-Ernährung

# 9. Die Anti-Krebs-Ernährung – eine in ihrer Bedeutung noch nicht voll und ganz erkannte Therapieform

## Das Problem der „gesunden Ernährung“ bei Krebs

Zunächst ein paar Grundlagen zum besseren Verständnis:
In der Ernährungswissenschaft (Trophologie) wird zwischen primären und sekundären Pflanzenstoffen unterschieden. Zu den primären Pflanzenstoffen werden Kohlenhydrate (Zucker, Stärke), Proteine (Eiweiße) und Fette gezählt. Sie sind mengenmäßig die Hauptbestandteile der Pflanzen und werden, wenn wir sie zu uns nehmen, zum Aufbau von Körperbestandteilen bzw. zur Gewinnung der lebensnotwendigen Energie benötigt.

Die sekundären Pflanzenstoffe machen mengenmäßig nur einige Gewichtsprozente der gesamten Pflanzeninhaltsstoffe aus. Wir können davon ausgehen, dass es mehr als 30000 verschiedene sekundäre Pflanzenstoffe gibt. Wie wichtig sie für unsere Gesundheit, auch in Bezug auf Krebs sind, zeigen inzwischen viele Forschungsergebnisse.

Wer schon einmal über den Sinn einer besonders gesunden Ernährung bei Krebs nachgedacht hat, wird auf folgendes Problem gestoßen sein: Krebszellen benötigen, ebenso wie die Zellen des menschlichen Körpers, primäre Pflanzenstoffe, aber auch Vitamine, Mineralien und Spurenelemente. Wir versorgen unseren Körper heutzutage mit einer weitgehend denaturierten (veränderte Molekülstrukturen, durch die natürliche Funktionen verloren gegangen sind) Kost. Diese enthält viele primäre Pflanzenstoffe (Proteine, Kohlenhydrate und Fette), und ist sehr oft zu allem Überfluss auch noch mit künstlichen Vitaminen angereichert. Hinzu kommt ein Überangebot an tierischen Proteinen und („ungünstigen“) Fetten. Damit versorgen wir unseren Körper „schlecht und recht“ mit dem, was er zum Überleben braucht. Den Krebszellen liefern wir allerdings auch alles, was sie benötigen, um sich zu vermehren.

Was fehlt in der denaturierten Kost?

Es fehlen die empfindlichen sekundären Pflanzenstoffe und damit auch die vielen gegen Krebs gerichteten Substanzen, die es nur in frischem Obst und Gemüse gibt.

Anders ausgedrück:

Das natürliche Verhältnis primärer und sekundärer Pflanzeninhaltsstoffe ist durch die Denaturierung (Kochen usw.) in ein Ungleichgewicht zuungunsten der empfindlichen sekundären Pflanzenstoffe verschoben. Die zu den sekundären Pflanzenstoffen zu zählenden Anti-Krebs-Substanzen sind damit weitgehend verlorengegangen.

**WIR HABEN IN UNSERER „MODERNEN“ ERNÄHRUNG EINE MANGELSITUATION BEZÜGLICH DER SEKUNDÄREN PFLANZENSTOFFE UND DAMIT AUCH DER ANTI-KREBS-SUBSTANZEN.**

Die Frage ist, was tun?

**WIR KÖNNEN ZUR KREBSPRÄVENTION UNSERE LEBENSMITTEL SO AUSWÄHLEN UND ZUBEREITEN, DASS SIE MÖGLICHST VIELE ANTI-KREBS-SUBSTANZEN ENTHALTEN.**

**BEI BESTEHENDEM KREBS SOLLTEN WIR MIT DEN ANTI-KREBS-SUBSTANZEN**

***„NICHT KLECKERN, SONDERN KLOTZEN!“***

In dem hier beschriebenen Anti-Krebs-System ist dies ein Kernpunkt. Wir können diese Form der Ernährung eine Anti-Krebs-Ernährung nennen.

## Die Anti-Krebs-Ernährung mit sekundären Pflanzenstoffen

**BEI DER ANTI-KREBS-ERNÄHRUNG GEHT ES UM MEHR ALS NUR UM EINE GESUNDERHALTENDE ERNÄHRUNG. ES IST DIE FORM EINER „SANFTEN" THERAPIE, DEREN WIRKUNG SICH ERST NACH LÄNGEREM EINSATZ BEMERKBAR MACHT.**
**DER ANTI-KREBS-ERNÄHRUNG LIEGT DIE NOCH NICHT ALLGEMEIN BEKANNTE ERKENNTNIS ZUGRUNDE, DASS PRAKTISCH ALLE GEMÜSE- UND OBSTARTEN SUBSTANZEN ENTHALTEN, DIE SICH GEGEN KREBS RICHTEN.**

Hierzu gibt es inzwischen viele wertvolle Bücher, die die neuesten Erkenntnisse auf diesem Gebiet der Ernährungswissenschaft zusammenfassen. In dem sehr empfehlenswerten Buch „Krebszellen lieben keine Himbeeren" (Literaturhinweis – siehe am Ende des Buches), das zwei amerikanische Wissenschaftler in einer auch für Laien verständlichen Form geschrieben haben, werden viele Pflanzen und deren gegen Krebs gerichtete Substanzen genannt.

Betrachten wir uns einige Pflanzen und ihre Wirkstoffe sowie die Art und Weise wie sie gegen Krebs wirken.
**Heidelbeeren** und die sehr dunkle Schale von **Auberginen** enthalten die Substanz Delphinidin. Seine Wirkung gegen Krebs beruht auf mehreren Mechanismen. So wurde eine antimetastatsche und angiogenesehemmende Wirkung nachgewiesen.

**Erdbeeren**, **Himbeeren, Brombeeren Granatäpfel, Walnüsse und auch andere Nüsse** enthalten die Substanz Ellagsäure. Die Ellagsäure gehört zu den Polyphenolen, wirkt angiogenesehemmend und stoppt die Zellteilung von Krebszellen. Walnüsse enthalten besonders viel Ellagsäure.

**Knoblauch, Zwiebel, Lauch und Schalotten** sind für ihre vielfältigen gesundheitsfördernden Wirkungen seit langem bekannt. Sie zeichnen sich insbesondere dadurch aus, dass sie sich gegen Krebs in den frühen Stadien seiner Entwicklung richten, indem sie u. a. krebsauslösende Substanzen eliminieren. Ein möglicher krebszerstörender Mechanismus scheint in der Verstärkung der Apoptose zu liegen.

**Kohl** in den verschiedenen Formen gehört zu den Gemüsearten, die sich besonders durch ein antikanzerogenes Potenzial auszeichnen. Hier werden in dem Buch „Krebszellen mögen keine Himbeeren“ insbesondere Brokkoli und Rosenkohl hervorgehoben. Diese heimischen Gemüsesorten, die uns praktisch den ganzen Winter zur Verfügung stehen, eignen sich bestens für die Herstellung von Säften.

**Kurkuma** (bereits erwähnt) ist ein gelbes Gewürz und enthält die Substanz Curcumin. Curcumin hat viele pharmakologische Wirkungen. So wirkt es unter anderem:
antimutagen,
antioxidativ,
immunstimulierend,
entzündungshemmend.
– In der Summe antikarzinogen

Da nahezu alle bekannten Signalwege in der Krebszelle durch Curcumin beeinflusst werden, kann man es als ein „Breitband-Anti-Krebs-Mittel" bezeichnen.

**Grüner Tee**

Die grünen Blätter des Teestrauches enthalten mehrere Polyphenole, die durch einen speziellen Verarbeitungsprozess zum schwarzen Tee verloren gehen. Aus diesem Grunde ist es der grüne und nicht der schwarze Tee, dem wir seine Wirkung gegen Krebs verdanken.

Im grünen Tee enthaltene Substanzen wirken stark angiogenesehemmend und antioxidativ. Sie verhindern oxidative Schäden an der Erbsubstanz (DNA) und wirken damit der Krebsentstehung entgegen. Die Menge der im Tee befindlichen Polyphenole ist stark von der Zubereitung abhängig. Man sollte die Vorschriften in der Zubereitung unbedingt einhalten.

In dem genannten Buch wird auch ausführlich über die Anti-Krebs-Wirkung von **Tomaten, Rotwein und Schokolade** berichtet. Auch exotische Pflanzen werden behandelt. Dazu gehören außer Kurkuma und grünem Tee auch Zitrusfrüchte und Soja.

In dem Laboratorium der beiden Autoren wurden auch experimentell Gemüseextrakte auf die Hemmung von Krebszellen eines sehr aggressiven Gehirntumors (Medulloblastom) hin untersucht. Es handelt es sich um eine Untersuchung, bei der man die zytostatische Wirkung von Substanzen auf im Labor gezüchtete Krebszellen erforscht. Man geht dabei so vor, dass man Krebszellen in einer Nährflüssigkeit kultiviert. Wie bei den HeLa-Zellen beschrieben, vermehren sich die Krebszellen grenzenlos. Setzt man nun Zytostatika, also Medikamente gegen Krebs zu, dann werden die Krebszellen geschädigt. Sie werden im Idealfall in ihrem Wachstum vollkommen gehemmt.
In den Versuchen der beiden Wissenschaftler hatten Extrakte aus Knoblauch, Roter Beete, Grünkohl und Rotkohl den stärksten zytostatischen Effekt (auf die Medulloblastomzellen). Sie reduzierten das Wachstum der Krebszellen fast vollständig. Extrakte aus Zwiebeln, weißen Rüben und Moosbeeren (rote Verwandte der Heidelbeeren) reduzierten das Wachstum der Krebs-

zellen auf 20-30%. Auch Karotten, Kartoffeln, Kürbis, Kohl und Tomaten bewirkten eine Wachstumshemmung dieser Hirntumorzellen. Diese Ergebnisse zeigen beispielhaft, dass Pflanzen tatsächlich Substanzen bilden, die sich gegen das Krebswachstum richten.
Die Untersuchungen sind zwar keine sicheren Beweise dafür, dass diese Gemüsearten genau so auch beim krebskranken Menschen wirken, da man Gemüseextrakte direkt auf die Krebszellen einwirken ließ. Wir werden später erfahren, dass wir die Laborsituation zwar nicht nachahmen, uns jedoch der idealen Anwendung durch frische Presssäfte nähern können.

Die geschilderten Erkenntnisse sind insgesamt von größter Bedeutung, wenn es um die Prävention und die Behandlung von Krebs geht. Es ergeben sich allerdings viele Fragen, bevor wir zur praktischen Nutzung übergehen können.

**IN GEMÜSE UND FRÜCHTEN WURDEN SUBSTANZEN ENTDECKT, DIE EINE WIRKUNG GEGEN DAS WACHSTUM VON KREBSZELLEN HABEN. WIR KÖNNEN DAVON AUSGEHEN, DASS SEHR VIEL MEHR SOLCHER SUBSTANZEN EXISTIEREN, DIE BISHER NOCH NICHT BEKANNT SIND.**

Das liegt unter anderem daran, dass es äußerst schwer ist, Substanzen nachzuweisen, die man zuvor noch nicht identifiziert hat. Wenn man erst einmal eine Substanz in dem komplexen „Vielstoffgemisch“ von Pflanzensäften (mit vielen tausend verschiedenen Substanzen) identifiziert hat, dann ist es einfacher, diese auch mengenmäßig zu bestimmen.

## Ist es sinnvoller, isolierte Einzelsubstanzen einzusetzen, als natürliche Vielstoffgemische?

Wir wissen heute, dass die Summe von Wirkstoffen in biologischen Vielstoffgemischen (z. B. den Säften) eine andere Wirkung haben als wenn man daraus isolierte Substanzen einnimmt. Die Gründe hierfür sind zur Zeit noch nicht bekannt und schwer zu erforschen. Ein Beispiel soll dies verdeutlichen.

Johanniskraut ist eine Pflanze, der wir eventuell als „Unkraut“ im Garten begegnet sind. Diese gelb blühende Pflanze mit den durchscheinenden Flecken in den Blättern ist ein hervorragendes Beispiel dafür, dass das Wort Unkraut eigentlich ein „Unwort“ darstellt und ein Beleg für unsere Fehleinschätzungen der Natur ist.

Jedes Blatt dieser Pflanze ist vergleichbar mit einer unvorstellbar komplizierten chemischen Fabrik in Miniaturausgabe. Die Pflanze synthetisiert viele hundert verschiedene Substanzen mit ihrem genetischen Code aus wenigen einfachen Substanzen wie Wasser, Kohlendioxid aus der Luft, Mineralien aus der Erde und Sonnenlicht.

Die Wirkung von Auszügen (ein Auszug ist eben-

falls ein Vielstoffgemisch) dieser unscheinbaren Pflanze auf das Nervensystem des Menschen ist schon seit vielen Jahrhunderten bekannt. Johanniskraut wird heute in der Medizin bei leichten und mittelschweren Depressionen eingesetzt. Studien, die den neuesten wissenschaftlichen Anforderungen entsprechen, konnten seine Wirkung bestätigen. Während synthetische Antidepressiva, die eine ähnliche Wirkung zeigen, gravierende Nebenwirkungen aufweisen, sind Johanniskrautextrakte recht gut verträglich. Eine immer wieder genannte Nebenwirkung ist eine Sonnensensibilität, der man dadurch begegnen kann, dass man die Sonne meidet, während man ein Johanniskrautpräparat einnimmt.
Als Wissenschaftler wissen wollten, von welchem der vielen Inhaltsstoffe die stimmungsaufhellende Wirkung ausgeht, sind sie auf eine Substanzgruppe mit der Bezeichnung Hyperforine gestoßen. Vieles sprach dafür, dass diese Substanzgruppe für die positiven Effekte verantwortlich ist. Als nun Hyperforine isoliert zur Verfügung standen, wurde festgestellt, das diese im Vergleich zum Gesamtextrakt wenig effektiv sind. Es stellt sich nun die Frage, ob es tatsächlich die Hyperforine sind, von denen der positive Effekt ausgeht. Möglicherweise wirken die Hyperforine nur zusammen mit anderen im Johanniskraut vorkommenden Substanzen. Es könnte auch sein, dass das Zusammenwirken einer Vielzahl von Substanzen den Effekt ausmacht.

**DIE VON DER NATUR GESCHAFFENE KOMBINATION VIELER UNTERSCHIEDLICHER WIRKSTOFFE KANN DURCH WECHSELWIRKUNGEN, DIE WIR WEGEN IHRER VIELFÄLTIGKEIT (NOCH) NICHT VERSTEHEN, NICHT IMMER MIT DEN EINZELSUBSTANZEN VERGLICHEN WERDEN. DIES GILT INSBESONDERE FÜR „REINE“, EXAKT DEFINIERTE, SYNTHETISCH HERGESTELLTE WIRKSTOFFE.**

Wenn wir frische Presssäfte zu uns nehmen, dann versorgen wir unseren Körper mit sehr vielen Substanzen, von denen wir in der Regel nur insgesamt wissen, dass ein Effekt gegen Krebs vorliegt. Die Substanzen, deren Effekt bekannt ist, stellen höchstwahrscheinlich nur einen kleinen Teil der gesamten gegen Krebs gerichteten Substanzen dar. Der große Vorteil der Säfte im Vergleich zu isolierten Substanzen liegt auch darin, dass gleichzeitig eine Wirkungsvielfalt vorliegt. Wenn wir frisches Obst oder Gemüse essen oder in Saftform trinken, dann verbessern wir viele Parameter, die der allgemeinen Gesundheit dienen.

Zum Thema Pflanzenextrakte wäre noch Folgendes hinzuzufügen:

Johanniskraut und viele andere Pflanzenauszüge, die in der Naturheilkunde seit langer Zeit erfolgreich eingesetzt werden, sind nach unserem Sprachgebrauch Naturheilmittel. Gemüsesäfte könnten wir nach den heutigen Kenntnissen über deren Wirkung auch der Gruppe der Naturheilmittel zuordnen. Gegen eine Gleichstellung muss allerdings Einspruch erhoben werden.

**DIE MEISTEN NATURHEILMITTEL IM KLASSISCHEN SINNE GEHÖREN IN DIE HAND ERFAHRENER THERAPEUTEN.**

Die Möglichkeit, Naturheilmittel in Supermärkten ohne entsprechende Kenntnisse erwerben zu können, birgt auf Dauer unabschätzbare gesundheitliche Risiken. Die Wirksubstanzen aus Pflanzen werden in Fachkreisen zu Recht als Drogen bezeichnet. Das bedeutet auch, dass man insbesondere in der Langzeitanwendung mit Nebenwirkungen rechnen muss, die man als Laie nicht kennt.

Hierzu ein Beispiel: Bei einer Frau wurde eine Leberzirrhose festgestellt. Die Leberzirrhose kann man als die schwerste Form einer Lebererkrankung bezeichnen. In einem solchen Fall sucht man sofort nach einer Noxe (giftige Substanz), die zu dem Schaden führen konnte. Da die Frau immer auf gesunde Ernährung größten Wert gelegt hat (u. a. kein Alkohol), standen die Ärzte zunächst vor einem Rätsel. Nach intensiver Befragung stellte sich heraus, dass ein Augenarzt dieser Frau vor Jahren ein Vitamin A-Präparat zur Verbesserung der Sehkraft verordnet hat. Dagegen ist nichts einzuwenden. Der Arzt konnte allerdings nicht ahnen, dass diese Frau das Präparat jahrelang in hoher Dosierung nach dem Motto „viel hilft viel" eingenommen hat. Diese Eigenbe-

handlung ist die Patientin teuer zu stehen gekommen.
Die Naturprodukte Gemüse und Früchte werden hingegen seit Jahrtausenden von Menschen und Tieren gegessen. Das Risiko, hier etwas falsch zu machen, ist eine Stufe niedriger als bei den von Therapeuten fachkundig eingesetzten Naturheilmitteln. Man kann zu Recht sagen, dass die Wirkstoffe in Gemüse und Früchten, deren Wirkung wir heute kennen, seit der Vorzeit getestet wurden und als sicher anzusehen sind.
Wenn wir nun diese sicheren Wirkstoffe in hoher Dosierung einsetzen, dann verstärken wir ihre Wirkung. Wir werden noch sehen, dass – wenn auch sehr selten – negative Wechselwirkungen bei der Anwendung von Pflanzensäften auftreten können. Aus diesem Grunde ist es sehr sinnvoll, immer wieder andere Gemüsearten einzusetzen und gegebenenfalls zu mischen, um nicht über längere Zeit immer nur das selbe Gemüse „hochdosiert“ zu verwenden.
Eine Wechselwirkung zwischen Inhaltsstoffen der verschiedenen Kohlarten und dem wichtigen Element Jod zeigen, dass auch der Einsatz von Gemüsesäften in Eigeninitiative gewisse Kenntnisse voraussetzt.

## Welchen biologischen Sinn könnte die Bildung von Anti-Krebs-Substanzen in Pflanzen haben?

Derzeit gibt es keine Erklärung dafür, warum Pflanzen, die sich als Lebewesen so elementar von den Tieren und uns Menschen unterscheiden, Substanzen bilden, die als Nutrazeutika ähnlich wie Pharmazeutika gegen Krebs wirken.

Wir wollen dennoch versuchen, für dieses Phänomen eine Erklärung zu finden.Zunächst müssen wir bedenken, dass sich Pflanzen als Lebewesen mit ihrer unbeweglichen Lebensweise nur scheinbar so elementar von den sich bewegenden Lebewesen, den Tieren, zu denen wir Menschen gehören, unterscheiden. So sind die Zellteilungsphasen in Pflanzen und Tierzellen identisch. Ein Laie wird, wenn er eine Zellteilung unter dem Mikroskop beobachtet, nicht entscheiden können, zu welcher Art Lebewesen – Pflanze oder Tier – die beobachteten Zellteilungsvorgänge gehören. Die Erbgesetze gelten für Tiere und Pflanzen gleichermaßen. Auch die Prozesse, die mit der DNA-Synthese und der Proteinbiosynthese zu tun haben, laufen bei Pflanzen und Tieren deckungsgleich ab. So ist es gar nicht verwunderlich, dass auch Pflanzen an Krebs erkranken.

Folgende Erklärungsmöglichkeiten für die Heilwirkung von Pflanzeninhaltsstoffen bieten sich an:

Pflanzen sind in vieler Hinsicht den gleichen schädlichen Umwelteinflüssen ausgesetzt wie der Mensch. Wie alle Lebewesen dieser Erde, haben auch Pflanzen Strategien entwickelt, mit deren Hilfe sie sich gegen ungünstige Umwelteinflüsse schützen und den Konkurrenzkampf mit anderen Arten gewinnen können. Uns Menschen ist es bereits gelungen, „Kampfmittel“ von Lebewesen zu übernehmen, die in ihrer Entwicklung sehr weit von uns entfernt sind. Wir verwenden die Abwehrsubstanzen der Pilze gegen Bakterien. Pilze schützen ihren Lebensraum vor Bakterien durch Bildung antibakterieller Substanzen. Diese wirken auch gegen Bakterien, die uns krank machen. Wir setzen diese antibakteriellen Substanzen als Antibiotika ein. Da sich höher entwickelte Pflanzen ebenfalls gegen Bakterien behaupten müssen, bilden sie natürlich auch antibakterielle Substanzen. Am besten bekannt ist die antibakterielle und antimykotische (gegen Pilze gerichtete) Wirkung des Knoblauchs.

Ein weiteres Beispiel:
Sauerstoffradikale bedrohen chemische Strukturen in allen Geweben (Membranen, Erbanlagen usw.) in gleicher Weise. Dementsprechend haben sowohl Pflanzen als auch Tiere und Menschen ihre eigenen Antioxidantien entwickelt, die sie vor Sauerstoffradikalen schützen. Bei Pflanzen sind dies unter anderem die Vitamine A, C und E. Ebenso hat der Mensch körpereigene Antioxidantien entwickelt. Dies ist unter vielen anderen eine Substanz mit dem Namen Glutathion-Per-

oxidase, zu deren Aufbau das Mikroelement Selen (wichtig bei der Krebsbehandlung) benötigt wird. Auch die Harnsäure, die als Auslöser der Gicht im Allgemeinen ein negatives Image hat, gehört zu den körpereigenen Antioxidantien. Aus diesem Grunde diskutieren Forscher derzeit ernsthaft, ob etwas höhere Harnsäurewerte möglicherweise die Lebenserwartung erhöhen und die Krebshäufigkeit verringern. Leider fehlen bis jetzt eindeutige Studien zu dieser positiven Wirkung der Harnsäure.
Nun können wir uns auch erklären, warum die drei von Pflanzen gebildeten Vitamine A, C und E, wenn wir sie über Obst und Gemüse zu uns nehmen, auch in unserem Organismus antioxydativ wirken und uns damit vor frühzeitigem Altern und langfristig auch vor Krebs schützen.

**ALLE LEBEWESEN BILDEN SUBSTANZEN, DIE IHNEN DAS ÜBERLEBEN IN EINER LEBENSFEINDLICHEN UMWELT SICHERN. WIR MENSCHEN NUTZEN DIESE „ARTFREMD“ HERGESTELLTEN SUBSTANZEN INZWISCHEN ENTWEDER IN DER FORM VON MEDIKAMENTEN ODER ABER AUCH, INDEM WIR SIE BEIM ESSEN ZU UNS NEHMEN, MEISTENS OHNE ES ZU WISSEN.**

Nun ein Erklärungsversuch in Bezug auf Krebs: Pflanzen bekommen, wie wir gelesen haben, auch Krebs. Im Laufe ihrer Evolution haben sie als Gegenmaßnahme, das nehmen wir einmal als Hypothese an, Anti-Krebs-Substanzen entwickelt.

Diese Möglichkeit in Betracht zu ziehen erscheint umso wahrscheinlicher, wenn man bedenkt, dass insbesondere junge Pflanzen eine sehr hohe Zellteilungsrate haben und Gewebe mit hohen Zellteilungsraten besonders krebsgefährdet sind. So kann ein Weizenhalm unter günstigen Wachstumsbedingungen (im Labor) in 15 Tagen auf eine Länge von 15 cm heranwachsen. In dieser kurzen Zeit sind durch Zellteilungen aus wenigen embryonalen Zellen viele Millionen Zellen entstanden. Bei solch hohen Teilungsraten treten immer wieder Fehler bei der Verdoppelung der Erbanlagen auf, die als Mutationen zu einer Voraussetzung für Krebs werden können. Dies könnte erklären, warum Pflanzenwirkstoffe die Apoptose (das Selbstzerstörungsprogramm entarteter Zellen) bei krebskranken Menschen fördern. Dieser therapeutische Effekt der Pflanzen gegen den Krebs wurde nachgewiesen.
Als einen möglichen Hinweis für die Richtigkeit dieser These, jedoch auf der Grundlage eines anderen Wirkmechanismus, können wir das Auftreten der Anti-Krebs-Substanz Sulforaphan ansehen.
Sulforaphan wurde 1992 von amerikanischen Forschern entdeckt. Es ist ein sekundärer Pflanzenstoff, der insbesondere in Kohlgewächsen (Kreuzblütlern) vorkommt. Sulforaphan hat unter anderem eine antioxidative und antibakterielle Wirkung (z. B. gegen Helicobacter pylori) und man konnte sowohl in Zellkulturen als auch in Tierversuchen seine wachstumshemmende Wirkung auf Krebszellen nachweisen. Sulforaphan greift in die

Zellvermehrung der Krebszellen ein, indem es die Funktion der „Mikrotubuli“ stört. Mikrotubuli muss man sich als Fasern vorstellen, die sich – ähnlich wie Fasern in den Muskeln – zusammenziehen können. Mikrotubuli sind bei der Zellteilung zuständig für die Aufteilung der Chromosomen auf die beiden zukünftigen Tochterzellen. Eine Behinderung dieses elementaren Teilungsvorganges wirkt sich wachstumshemmend für die sich teilenden Zellen aus, da der Teilungsvorgang nicht abgeschlossen werden kann.

**BROKKOLI-SPROSSEN ENTHALTEN 20- BIS 50-MAL SO VIEL SULFORAPHAN IM VERGLEICH ZU DEN AUSGEREIFTEN PFLANZEN!**

Der biologische Sinn hinter dieser hohen Konzentration in der Frühphase der Entwicklung im Vergleich zur reifen Brokkolipflanze könnte die größere Krebsgefährdung der jungen Pflanze durch die hohen Teilungsraten sein.
Da die Verteilung der Chromosomen während der Zellteilung durch Mikrotubuli in gleicher Weise in pflanzlichen und in tierischen Zellen stattfindet, stützt Sulforaphan mit seiner hohen Konzentration in Brokkoli-Sprossen die oben beschriebene Hypothese.

Können wir dieser Hypothese eventuell noch zustimmen, wird es allerdings schwieriger zu erklären, warum bestimmte in Pflanzen gebildete Substanzen die Angiogenese (Einsprossung von Blutgefäßen in den Krebs, die seine Ernährung gewährleisten) hemmen. Ein Gegenargument wäre, dass Pflanzen eine Hemmung der Angiogenese aller Wahrscheinlichkeit nach nicht gegen Krebs helfen kann, da die Leitungsbahnen der Pflanzen kaum mit den Blutgefäßen des Menschen vergleichbar sind. Eine logische Erklärung für die in vielen Pflanzen vorkommenden Substanzen, die die Angiogenese beim Krebswachstum hemmen, haben wir in diesem Fall nicht.

Eine weitere mögliche Erklärung, warum wir so viele Anti-Krebs-Substanzen in Pflanzen finden, könnte wie folgt lauten:
Die Pflanzen, die wir heute als Gemüse und Obst verzehren, haben eine Evolution hinter sich, die vom Menschen künstlich durch Zuchtwahl beschleunigt wurde. Menschen haben schon vor Jahrtausenden, als sie sesshaft wurden und begannen Landwirtschaft zu betreiben, erkannt, dass es gut ist, immer nur die Samen als Saatgut zu verwenden, die für ihre Ansprüche die günstigsten Eigenschaften aufwiesen. Unsere Vorfahren haben viel stärker als wir eine gesunde Ernährung angestrebt, da die medizinischen Möglichkeiten, auf die wir uns heute verlassen, noch nicht zur Verfügung standen. Wir wissen dies auch aus „späteren" Zeiten der Menschheitsentwicklung. Es ist überliefert, dass die antiken Ägypter besonders Kohlarten, Linsen, Zwiebeln und Knoblauch speziell für Heilzwecke züchteten. Aus diesem Grunde beobachteten sie viel genauer als wir, welche positive Wirkung von den Naturprodukten ausging. Aufgrund dieser Beobach-

tungen, die über Jahrhunderte, sogar über viele Jahrtausende gingen, haben Menschen eine gezielte Auswahl bei der Nachzucht von Obstbäumen, Obststräuchern und Gemüsearten usw. betrieben und immer die vermehrt, die aufgrund ihrer Beobachtung den größten Gesundheitswert hatten.

Es wäre sogar möglich, dass die Menschen schon sehr früh die Gefahr der Krebserkrankung erkannt und nach Möglichkeiten seiner Bekämpfung mithilfe von Pflanzen gesucht haben. Auch dies ist von den antiken Ägyptern bekannt.

Wenn man bedenkt, dass es Krebs schon immer gab, kann auch diese Erklärungsmöglichkeit in Betracht gezogen werden.

Leider handeln wir heute oft ohne die Intelligenz unserer Vorfahren. Wir richten uns bei der Wahl der Früchte und Gemüse (leider) primär nach optischen Merkmalen. So mussten lange Zeit Äpfel und Apfelsinen in Größe und Aussehen EUNormen entsprechen, nicht aber im Geschmack, der viel mehr über die Inhaltsstoffe und damit über ihren Gesundheitswert aussagt.

**DIE VERSUCHE EINER ERKLÄRUNG FÜR DAS PHÄNOMEN, DASS ES ANTI-KREBS-SUBSTANZEN IN PFLANZEN GIBT, MÖGEN STRENG WISSENSCHAFTLICH GESEHEN NOCH „STARK HYPOTHETISCH“ SEIN, ABER VIELE ANTI-KREBS-EFFEKTE MIT VERSCHIEDENEN WIRK-**

**MECHANISMEN SIND IN PFLANZEN INZWISCHEN ZWEIFELSFREI NACHGEWIESEN WORDEN.**

Damit bleibt uns derzeit nur der Respekt vor einem Wunder der Natur, das zu verstehen wir (noch) nicht in der Lage sind und das wir manchmal in unserer „wissenschaftlich so aufgeklärten Zeit“ fahrlässig und zu unseren Ungunsten unterschätzen.

## Wie funktioniert die Anti-Krebs-Wirkung von sekundären Pflanzenstoffen?

Einen Wirkmechanismus haben wir schon kennengelernt. Es ist die Hemmung der Zellteilung durch Störung der Mikrotubuli-Funktion.

**GLÜCKLICHERWEISE HABEN AUCH KREBSZELLEN VIELE SCHWACHSTELLEN.**

Eine dieser Schwachstellen ist ihre Abhängigkeit von einer guten Versorgung durch den Organismus. Die Angiogenese wurde bereits beschrieben. Krebszellen bilden bei Mangel an Sauerstoff und Nährstoffen Botenstoffe, die in der Nähe befindliche Gefäße veranlassen, Ausbuchtungen zu bilden, die zu Gefäßen werden und in den Krebs hineinwachsen. Durch die so gebildeten Gefäße wird der Krebs mit allen zum Wachsen benötigten

Substanzen versorgt.
Aus diesem Grunde werden heute in der Medizin Angiogenesehemmer eingesetzt. Sie verhindern die Neubildung der für den heranwachsenden Tumor lebensnotwendigen Blutgefäße. Als Angiogenesehemmer wirkt z. B. das Thalidomid. Als Schlafmittel Contergan wurde Thalidomid zu Beginn der 60erJahre vom Markt genommen, da sich starke Missbildungen bei Neugeborenen zeigten. Inzwischen wurde festgestellt, dass es eine therapeutische Wirkung gegen Lepra hat. Neuere Erkenntnisse weisen Thalidomid als einen wirksamen Angiogenesehemmer aus. In Australien wird Thalidomid bereits in der Krebstherapie eingesetzt. Angiogenesehemmer bieten sich natürlich auch zur Prävention an. Ein Angiogenesehemmer, der in Deutschland bereits therapeutisch eingesetzt wird, heißt Avastin®. Die Forschung der Angiogenesehemmer steht erst am Anfang.

**IN PFLANZEN WURDEN ANGIOGENESEHEMMER NACHGEWIESEN.**

Wir wollen es bei diesen Beispielen belassen. Wissenschaftler haben inzwischen viele Substanzen in sekundären Pflanzenstoffen identifiziert und auch die Mechanismen, die den Anti-Krebs-Effekt auslösen. Hierzu gehört auch die Förderung der Apoptose, also des Selbstzerstörungsprogramms kranker Zellen, das Krebszellen verloren haben. Oft wirken sekundäre Pflanzenstoffe über mehrere verschiedene Mechanismen gegen Krebszellen. Das Wissen auf diesem Gebiet ist schon viel weiter fortgeschritten als man es nach den Empfehlungen aus dem medizinischen Bereich für möglich hält. Im Hippokrates Verlag ist ein Buch mit dem Titel „Bioaktive Substanzen in Lebensmitteln“ erschienen, dessen Autoren in hervorragender Weise die vielen Erkenntnisse dargestellt haben. Es ist eigentlich für Ernährungswissenschaftler und Mediziner geschrieben. Dem Laien, der an diesem Thema sehr interessiert ist und der bereit ist, sich in das Thema einzuarbeiten, um sich von dem Wert bioaktiver Substanzen selbst zu überzeugen, wird dieses Buch viele wertvolle Hinweise geben (Literaturhinweis am Ende des Buches).

## „Verwundbare“ Anti-Krebs-Substanzen

**WAS NÜTZEN DIE WUNDERBAREN WIRKUNGEN DER SEKUNDÄREN PFLANZENSTOFFE GEGEN KREBS IN DEN VERSCHIEDENEN GEMÜSEARTEN, WENN WIR SIE DURCH KOCHEN UND ANDERE „MODERNE“ VERARBEITUNGSMASSNAHMEN GRÖSSTENTEILS ZERSTÖREN?**

Immer wieder wird die Meinung vertreten, dass Kartoffeln unter anderem wertvoll sind, weil sie einen hohen Gehalt an Vitamin C haben. Die Frage ist nur: Wer isst schon Kartoffeln roh? Vitamin C wird nämlich durch Erhitzen und damit durch Ko-

chen zerstört.
Aus diesem Grunde müssen wir uns etwas näher mit dem Kochen beschäftigen.
Kochen ist eine geniale Erfindung, die der Mensch vor schätzungsweise 75.000 Jahren gemacht hat. Kochen hat u. a. den Vorteil, dass viele schwer verdauliche Lebensmittel besser verdaubar werden. Als Beispiel kann hier wieder der Kohl genannt werden. Im Gegensatz zu Tierzellen sind viele Pflanzenzellen mit einer schwer verdaulichen Zellwand umgeben. Wenn wir also ungekochten Kohl in größeren Mengen essen, dann gibt es Magen und Darmbeschwerden. Außerdem kommen wir beim Verzehr rohen Kohls nicht in den vollständigen Genuss der wertvollen Zellinhaltsstoffe, denn diese können im Darm nicht aus den Zellen austreten und von der Darmwand aufgenommen werden. Auch durch konsequentes Kauen von z. B. rohem Kohl als Salat wird nur ein kleiner Teil der Zellen geöffnet. Damit kann nur eine geringe Menge der Inhaltsstoffe von der Darmwand resorbiert (aufgenommen) werden. Die Pflanzenzellwände enthalten u. a. die für uns unverdaubare Substanz Zellulose und sogar Lignin, den Grundbaustein des Holzes.
Durch Kochen erweichen die harten Zellwände und dadurch wird der Kohl verdaubar. Ein weiterer Vorteil des Kochens besteht darin, dass bestimmte giftige Substanzen unschädlich gemacht werden. Bohnen enthalten in ungekochtem Zustand die giftige Substanz Phasin. Erst durch Kochen werden Bohnen genießbar, denn dabei wird diese Substanz zerstört. Das ist der Grund, warum

man keinen Gemüsesaft aus ungekochten Bohnen trinken darf. Ein dritter Vorteil des Kochens ist seine sterilisierende Wirkung.

Die geniale Erfindung des Kochens und auch des Bratens hat aber auch elementare Nachteile. Kochen ist im wahrsten Sinne des Wortes unnatürlich, denn Pflanzen und auch Fleisch verzehrende Tiere kommen ohne Kochen aus. So haben die pflanzenfressenden Wiederkäuer kleine Helfer (Bakterien, Pilze und größere einzellige Lebewesen, die Infusorien). Die mikroskopisch kleinen Lebewesen haben die zur Verdauung der harten pflanzlichen Zellwände benötigten Enzyme, die uns und auch den Wiederkäuern fehlen. Diese „Mikroben“ stellen den Zellinhalt der Pflanzenzellen dem tierischen Organismus zur Verfügung und sind gleichzeitig wertvolle Proteinlieferanten.

**DURCH DAS ERHITZEN BEIM KOCHEN UND BRATEN WERDEN ALLE HITZEEMPFINDLICHEN – DARUNTER AUCH FAST ALLE KREBSPROTEKTIVEN (VOR KREBS SCHÜTZENDEN) – SUBSTANZEN ZERSTÖRT.**

Es ist offenkundig, dass während der langen Menschheitsgeschichte, in der sich die heute in uns wirkenden Erbanlagen entwickelten, frische ungekochte (nicht sterile) Nahrung der wesentliche Bestandteil der Ernährung war.

Es ist weiterhin sehr wahrscheinlich, dass wir heute noch aufgrund der damals gebildeten genetischen Ausrüstung auf diese natürlichen Anti-Krebs-Substanzen zur Aufrechterhaltung unserer Gesundheit angewiesen sind.

**WIR SOLLTEN ERKENNEN, DASS ZWISCHEN PFLANZEN UND MENSCHEN EINE SYMBIOSE HERRSCHT. SYMBIOSE IST DAS ZUSAMMENLEBEN VON INDIVIDUEN, DIE NICHT DER GLEICHEN ART ANGEHÖREN. VON DIESEM ZUSAMMENLEBEN HABEN BEIDE TEILE EINEN NUTZEN. PFLANZEN BILDEN U.A. WIRKSTOFFE (NUTRAZEUTIKA), DIE GARANTEN UNSERER GESUNDHEIT SIND. ALS GEGENLEISTUNG WERDEN SIE VON UNS KULTIVIERT. WENN WIR DIES VERSTANDEN HABEN, WIRD UNS KLAR, WIE WERTVOLL PFLANZEN FÜR UNS SIND UND WIE WIR SIE NUTZEN KÖNNEN, UM GESUND ZU BLEIBEN BZW. WIEDER GESUND ZU WERDEN.**
**DIE SEKUNDÄREN PFLANZENSTOFFE FEHLEN HEUTE WEITGEHEND IN UNSERER ERNÄHRUNG.**

Betrachten wir einmal die Kreuzblütler (Kohlarten), die viele Anti-Krebs-Substanzen enthalten. Dabei wird der Nachteil des Kochens deutlich. Das im Kohl enthaltene Sulforaphan ist nicht nur hitzeempfindlich, es ist auch wasserlöslich. Sulforaphan geht durch Kochen in Flüssigkeit weitgehend verloren.

Hinzu kommen weitere Nachteile unserer Ernährung. In der heutigen Zeit (mit einer extrem negativen Entwicklung in den letzten 60 Jahren) zerstört die industrielle Bearbeitung der Nahrung ebenfalls weitere wertvolle Substanzen. Außerdem fehlen durch die oben erwähnte „negative“ Zuchtwahl, bei der das gute Aussehen von Früchten und Gemüse Priorität hat, wertvolle Substanzen. Dazu gehören auch die, die uns vor Krebs bewahren können. Auch zu lange Lagerung wirkt sich ungünstig auf die sekundären Pflanzenstoffe aus. Es entsteht auf Dauer eine Mangelsituation, die wir deshalb nicht bemerken, weil sich die Krebsentstehung, wie wir bereits erfahren haben, über Jahrzehnte hinzieht. Wenn wir bedenken, wie gedankenlos wir sekundäre Pflanzenstoffe, zu denen auch die Anti-Krebs-Substanzen gehören, zerstören, dann wird klar, wie ungenügend unsere derzeitige Ernährung ist.

Hinzu kommt ein weiteres „modernes“ Problem, nämlich die vielen schädlichen u. a. krebserzeugenden Substanzen (Pestizide usw.), die heute in den Lebensmitteln gefunden werden.
Sowohl für den Mangel an Anti-Krebs-Substanzen als auch für das Vorhandensein krebsauslösender Substanzen gilt das schon erwähnte „metronomische“ Prinzip. Beide negativen Faktoren wirken – immer wiederkehrend – nicht nur einmal, sondern täglich und über viele Jahrzehnte hinweg! Sie haben damit viel Zeit, ihr für unsere Gesundheit verhängnisvolles Wirken zu entfalten.

Es bleibt festzustellen:

**EIN MANGEL AN ANTI-KREBS-SUBSTANZEN UND DIE GLEICHZEITIGE ZUFUHR KREBSERZEUGENDER SUBSTANZEN MÜSSEN ALS FAKTOREN ANGESEHEN WERDEN, DIE KREBSERKRANKUNGEN HÄUFIGER WERDEN LASSEN UND DIE HEILUNGSCHANCEN VERRINGERN.**

Zusammenfassende Betrachtung:

## Warum ist unsere „moderne“, „denaturierte“ Ernährung ungesund?

Immer wieder wird die Meinung vertreten, dass wir heute gesünder leben als je zuvor. Sehr oft wird Krebspatienten erklärt, sie könnten genau so weiterleben wie bisher; auch an ihren Ernährungsgewohnheiten brauchten sie nichts zu ändern.
Dieser Aussage wird hier energisch widersprochen.
Wenn man sieht, dass Bio-Produkte heute immer stärker bevorzugt werden, dann könnte man schon auf die Idee kommen, die oben genannte Meinung sei richtig. Leider sind diese Produkte nur Tropfen auf einem heißen Stein.
Auch wenn diese wertvollen Produkte Verwendung finden, reicht dies bei Weitem nicht aus. Das Problem liegt auch in der denaturierten Form unserer Ernährung.

Aus diesem Grunde wollen wir uns noch einmal klarmachen, was der Begriff „denaturierte“ Nahrungsmittel bedeutet. Mit dem Wissen, das Sie inzwischen haben, ist es möglich, die Problematik zu verstehen.

Es wurden bereits die Unterschiede zwischen primären und sekundären Pflanzenstoffen erläutert. Wir haben gelesen:
*„In der Ernährungswissenschaft wird zwischen primären und sekundären Pflanzenstoffen unterschieden. Zu den primären Pflanzenstoffen werden Kohlenhydrate (Zucker, Stärke), Proteine (Eiweiße) und Fette gezählt. Sie sind mengenmäßig die Hauptbestandteile der Pflanzen und werden, wenn wir sie zu uns nehmen, zum Aufbau von Körperbestandteilen bzw. zur Gewinnung der lebensnotwendigen Energie benötigt.*
*Die sekundären Pflanzenstoffe machen mengenmäßig nur einige Gewichtsprozente der gesamten Pflanzeninhaltsstoffe aus. [...] Wie wichtig sie für unsere Gesundheit, insbesondere in Bezug auf Krebs sind, zeigen inzwischen viele Forschungsergebnisse.“*

Eine wichtige Frage lautet: Warum bleiben so viele primäre Pflanzenstoffe trotz des Kochens, Bratens, längerer Lagerung, industrieller Verarbeitung und anderer ungünstiger Einflüsse funktionstüchtig, während die sekundären Pflanzenstoffe höchst empfindlich sind und durch Kochen usw. ihre Funktion verlieren?

Bei den in großen Mengen auftretenden primären Pflanzenstoffen handelt die Natur nach einem „ökonomischen Baukastenprinzip“. Bei den sekundären Pflanzenstoffen und bei bestimmten Proteinen ist das nicht der Fall.

Machen wir uns zunächst das Bauprinzip der primären Pflanzenstoffe klar. Sie alle sind Moleküle, die aus nur wenigen verschiedenen „Bausteinen“ aufgebaut sind.

1. Kohlenhydrate

Kohlenhydrate sind Ketten von kleinen Zuckermolekülen. Der uns bekannte Traubenzucker besteht aus einem einzigen kleinen Zuckermolekül (D-Glukose). Man spricht hier von einem Einfachzucker (Monosaccharid).
Der Haushaltszucker (Rohrzucker, Rübenzucker) besteht aus zwei Einfachzuckern, die chemisch miteinander verbunden sind. Wir nennen ihn daher Zweifachzucker (Disaccharid, bestehend aus den beiden Einfachzuckern Glukose und Fruktose). Beide genannten Zucker schmecken süß. Stärke besteht aus einer langen Kette von Einfachzuckern (D-Glukose) und wird nicht als süß wahrgenommen. Der wesentliche Unterschied zwischen den verschiedenen Kohlenhydraten besteht in der Anzahl der Einfachzucker. Ein Unterschied ist auch dadurch gegeben, dass es mehrere Einfachzucker gibt. So ist der Milchzucker genau wie der Haushaltszucker ebenfalls ein Zweifachzucker; die beiden Einfachzucker,

aus denen er aufgebaut ist, unterscheiden sich jedoch von denen des Haushaltszuckers.
Die Kohlenhydrate, die wir mit unserer Nahrung aufnehmen, werden durch unsere Verdauungsenzyme bis zu den Einfachzuckern gespalten. Die intakten Einfachzucker gelangen direkt ins Blut. Als Einfachzucker erreichen sie auch die Zellen und werden erst dort unter Energiegewinnung abgebaut.
Wichtig für unsere Überlegung ist die große Stabilität der Einfachzucker. Sie überstehen in intakter Form sowohl die Enzyme unseres Verdauungssystems als auch das Kochen und all die vielen „Zubereitungsarten“, ohne ihre Funktion als Energielieferanten zu verlieren.

2. Proteine

Proteine sind Ketten aus verschiedenen Aminosäuren. Die Proteine mit ihren sehr unterschiedlichen Funktionen unterscheiden sich durch ihre Kettenlänge, durch die Anordnung der verschiedenen Aminosäuren in dieser Kette und durch eine Struktur, die dadurch entsteht, dass die langen „Aminosäureketten“ sich nach ihrer Synthese in einer vorbestimmten, charakteristischen Weise falten.
Viele für unsere Gesundheit wichtige Substanzen sind Proteine. Als Beispiel sollen hier Enzyme dienen.
Enzyme unseres menschlichen Körpers haben ein Wirkoptimum bei ca. 37°C. Steigt die Temperatur, geht die Enzymaktivität zurück, und ab ca.

50°C verlieren Enzyme ihre Wirkung.
Durch die höhere Temperatur treten Veränderungen in der Faltung (Primär, Sekundär und Tertiärstruktur) ein, die eine Inaktivierung bewirken. Damit ist aus einem wirksamen Enzym eine wirkungslose Aminosäurekette geworden. Der Körper kann die „Reste" des Enzyms dann nur noch zum Aufbau körpereigener Proteine verwenden.
Daraus folgt: Durch Erhitzung (auch durch pH-Wert-Verschiebung) wird die eigentliche, für unsere Gesundheit so wichtige räumliche Struktur der Proteine und damit ihre Funktion zerstört. Die Funktion als Bausteine für den Aufbau körpereigener Proteine (ähnlich den Einfachzuckern) bleibt dabei allerdings erhalten.

In diesem Zusammenhang muss noch eine weitere wichtige Frage geklärt werden.
Können intakte Proteine unsere Darmwand überhaupt passieren oder werden sie bereits im Darm völlig zu Aminosäuren abgebaut, die dann als die kleinsten Proteinbausteine über die Darmwand ins Blut gelangen? Man muss sich schon fragen, warum die Natur (hier die Natur des Menschen) auf die Chance verzichten sollte, höhermolekulare Substanzen mit einem hohen Informationswert im Darm komplett zurückzuhalten und nur informationslose Einzelbausteine durchzulassen. Dieses vereinfachte Denken sollte langsam aufgegeben werden. Übrigens zeigt bereits das Phänomen der Allergie, wie höhermolekulare Substanzen alle Barrieren überwinden können und allergische Reaktionen auslösen.

Von der Naturheilkunde ist bekannt, dass die Annahme, Enzyme könnten die Darmwand nicht überwinden, so nicht stimmen kann, denn dort werden Enzyme schon seit langer Zeit therapeutisch wirksam genutzt. Bislang konnte man sich allerdings nicht erklären, wie dies funktionieren soll. Erst in jüngster Zeit ist es gelungen, aufzuklären, wie die Resorption von Proteinen und sogar von kleinen Partikeln (Pollen, Stärkekörner) funktioniert.

Bei diesen komplizierten Vorgängen spielen besondere Zellen, die so genannten M-Zellen, eine Rolle, die diese Partikel aufnehmen und durch die Darmwand schleusen.

Für uns von Bedeutung ist, dass auch sehr empfindliche von Pflanzen gebildete Substanzen wie zum Beispiel Enzyme, aber auch Anti-Krebs-Substanzen, den Magen-Darm-Trakt überwinden und ins Blut gelangen, um dort ihre Wirkung zu entfalten.

## 3. Fette

Auch die in den Fetten enthaltenen Bausteine, die Fettsäuren, können den Verdauungstrakt ungehindert passieren und werden dann in unveränderter Form zum Aufbau körpereigener Fette genutzt. Hier ist allerdings ein Unterschied zu den Einfachzuckern und den Aminosäuren zu beachten.

Fettsäuren sind bei Weitem nicht so stabil wie die Einfachzucker und die Aminosäuren. Durch Erhit-

zen (z. B. Braten) zusammen mit Sauerstoff oder durch eine industrielle Bearbeitung (Hydrierung) werden sie denaturiert und verändern sich stark zum Negativen. Diese veränderten Fettsäuren, die zu Recht als Missformen zu bezeichnen sind, werden dann in ihrer denaturierten Form in Körperfette eingebaut, was auf Dauer verhängnisvolle Folgen hat.
Fettsäuren dienen nicht nur als Energielieferanten, sondern sie sind auch wesentliche Bestandteile der Zellmembranen. Wenn die denaturierten Fettsäuren (insbesondere die Transfettsäuren) in die Zellmembranen eingebaut werden, verändern sie deren Funktionen. So verlieren die Membranen ihre Flexibilität (besser: Fluidität = Fließfähigkeit) und können ihren Aufgaben nur noch bedingt nachkommen.

**ZUCKER UND FETTE IN JEDER FORM LIEFERN UNS DIE ZUM LEBEN BENÖTIGTE ENERGIE, GANZ GLEICH WIE SIE ZUVOR „MALTRÄTIERT" WORDEN SIND.**
**DIE AMINOSÄUREN DER PROTEINE SIND EBENFALLS STABIL UND KÖNNEN AUCH NACH DER DENATURIERUNG DES PROTEINS DEM AUFBAU KÖRPEREIGENER PROTEINE DIENEN. GANZ ANDERS VERHÄLT ES SICH MIT DEN PROTEINEN, DIE HÖHERE PHYSIOLOGISCHE FUNKTIONEN WAHRNEHMEN, UND MIT ANDEREN SEKUNDÄREN PFLANZENSTOFFEN.**
**VIELE PROTEINE UND CHEMISCH ANDERS STRUKTURIERTE SEKUNDÄRE PFLANZEN-**

**STOFFE SIND „UNIKATE“ UND ÜBEN SPEZIFISCHE WIRKUNGEN AUS. SIE SIND LEIDER SEHR EMPFINDLICH. IN IHRER DURCH DIE DENATURIERENDE BEARBEITUNG (ERHITZEN USW.) ABGEÄNDERTE FORM KÖNNEN SIE NICHT MEHR DEN AUFGABEN NACHKOMMEN, DIE SIE ALS UNVERSEHRTE MOLEKÜLE EINMAL HATTEN.**

Nun können wir verstehen, warum wir mit unserer Nahrung sehr vorsichtig umgehen müssen, um die empfindlichen sekundären Pflanzenstoffe, die wir selbst nicht bilden können, mit ihren für unsere Gesundheit so wichtigen Funktionen zu erhalten.

**DIE IDEE, DIE EINER ANTI-KREBS-ERNÄHRUNG ZUGRUNDE LIEGT, IST, DEM ORGANISMUS FÜR EINE BESTIMMTE ZEIT EINE GROSSE MENGE AN INTAKTEN ANTI-KREBS-SUBSTANZEN ANZUBIETEN. DIESE WERDEN DANN ZUSÄTZLICH ZU DEN ANDEREN BEHANDLUNGEN DEN KREBS DIREKT ANGREIFEN, D. H. THERAPEUTISCH WIRKEN.**

**WIR KÖNNEN HEUTE DAVON AUSGEHEN, DASS EIN WESENTLICHER TEIL DER EMPFINDLICHEN ANTI-KREBS-SUBSTANZEN IHR ZIEL, ALSO DEN KREBS, TATSÄCHLICH ERREICHEN, WENN WIR SIE NICHT DURCH KOCHEN UND ANDERE DENATURIERENDE MASSNAHMEN ZERSTÖREN.**

# 10. Sekundäre Pflanzenstoffe in frischen Gemüsesäften

## Wie können wir die chronische Mangelsituation an Anti-Krebs-Substanzen überwinden?

Es ist nun für Gesunde und Krebskranke naheliegend, möglichst viel frisches Gemüse in Form von Salaten zu essen. Dies ist auf alle Fälle richtig. Jeder sollte vor dem Essen eine Portion gemischten Salat essen. Es würde den Rahmen dieses Buches sprengen, genaue Erklärungen zu geben, warum dies so ist. Fest steht, dass der Salat unbedingt vor dem Essen gegessen werden soll. Um als Krebskranker möglichst große Mengen der Anti-Krebs-Substanzen zu bekommen, müsste man allerdings sehr große Mengen Obst und Gemüse essen, denn hier gilt die Gesetzmäßigkeit, dass mit steigender Menge der Wirksubstanzen ein stärkerer Effekt zu erwarten ist. Diese Zusammenhänge kennen wir auch von Medikamenten.

Sie werden als „Dosis-Wirkungs-Beziehung“ bezeichnet. Je mehr Anti-Krebs-Substanzen wir aufnehmen, desto stärkere Effekte können wir erwarten.

Nun zeigt sich allerdings ein praktisches Problem: Es ist nicht möglich, täglich einen ganzen Kopfsalat, ein Kilogramm Karotten, einen viertel Kohlkopf, dazu noch eine kleine Rote Beete und eventuell noch andere wertvolle Gemüsearten roh zu essen. Dazu ist unser Verdauungssystem nicht geschaffen. Deshalb müssen wir uns weiterhin mit relativ kleinen Mengen in Form von Salaten und leicht gedünstetem Gemüse begnügen. Ähnlich verhält es sich mit Obst. Auf größere Mengen der so wertvollen Anti-Krebs-Substanzen müssen wir bei diesem Vorgehen verzichten.

## Frisch gepresste Säfte sind wahre Lebenselixiere

Die Lösung liegt darin, dass wir uns die Zellinhaltsstoffe zuführen, die wir möglichst vorsichtig aus den Zellen herauslösen. Wir versaften insbesondere Gemüse und können uns damit große Mengen der gelösten sekundären Pflanzenstoffe und damit auch die gegen Krebs gerichteten Substanzen zuführen.

## Vorteile der frisch gepressten Gemüsesäfte

Durch das Entsaften erhalten wir ein Vielfaches an Vitalstoffen aus den Zellen der Pflanze als durch Kauen (schätzungsweise 5- bis 10-mal mehr). Die einzelnen Zellen kann man mit sehr kleinen, mit Saft gefüllten Behältern vergleichen. An deren Inhalt kommen wir nur dann, wenn wir die Zellwände öffnen. Dies geschieht beim Entsaften.

Einen weiteren bedeutenden Vorteil hat das Safttrinken. Der Körper kann viele im Saft gelöste Inhaltsstoffe direkt mit geringer Verdauungsleistung resorbieren (durch die Darmwand aufnehmen).

Richtiges Herstellen der Säfte und richtiges Trinken muss man allerdings lernen, denn hier können elementare Fehler gemacht werden.

1. Zunächst muss beachtet werden, dass eine Flüssigkeit etwa eine halbe Stunde im Magen bleibt, bis sie in den Darm entlassen wird. Wenn der Saft also möglichst vollständig von der Darmwand aufgenommen werden soll, darf mindestens 30 Minuten nach dem Safttrinken nichts gegessen werden. Mit der intensivsten Wirkung des Saftes kann man also rechnen, wenn er nüchtern getrunken wird. Mindestens drei Stunden nach demEssen sollte man warten, bevor man mit dem Trinken von Saft be-

ginnt.

2. Es dürfen nicht zu große Mengen Saft auf einmal getrunken werden. Immer wieder werden nur wenige Schlucke getrunken, die man nicht sofort herunterschluckt, sondern (wie beim Testen eines guten Weines) möglichst lange im Mund bewegt. Diese Bewegung im Mund hat nicht nur den Vorteil, dass der Saft eingespeichelt wird, sondern auch, dass ein Teil der Wirkstoffe direkt von der Mundschleimhaut ins Blut übergeht (mehr dazu später). Es ergibt sich gleichzeitig ein günstiger Effekt auf die Mundschleimhaut (gut für das Zahnfleisch und die Zähne). Dieses Vorgehen gilt nur für Gemüsesäfte. Ein Vorteil dieses Vorgehens ist auch eine wesentlich bessere Verträglichkeit der Säfte.

Im Idealfall kann man mit der Herstellung der Gemüsesäfte und dem Trinken wie folgt vorgehen: Immer wieder wird nur eine kleine Menge Saft gepresst. Diesen nimmt man sofort in den Mund und belässt ihn dort einige Minuten „unter ständiger Bewegung“, um ihn dann erst herunterzuschlucken. Es ist klar, dass nicht jeder (z. B. Berufstätige) dieses Vorgehen so realisieren kann. Daher wird es als Idealfall dargestellt. Die Idee, die dahinter steht, sollten Sie verstanden haben, um dann so oft wie möglich (z. B. morgens vor und abends nach der Arbeit) so vorzugehen.
Anders verhält es sich mit Fruchtsäften, deren natürliche Säuren den Zahnschmelz angreifen.

Früchte können – auch wegen des guten Geschmacks – viel besser kauend „genossen" oder in kleineren Mengen als Saft getrunken werden.

## Frisch gepresste Gemüsesäfte müssen sofort getrunken werden. Warum?

**GANZ WICHTIG IST, DASS SÄFTE UNMITTELBAR NACH DEM PRESSEN GETRUNKEN WERDEN.**

Diese Forderung ist nicht allgemein bekannt und mag zunächst übertrieben erscheinen, da es bedeutet, dass wir keine größere Mengen Saft auf Vorrat pressen sollen. Es ist also nicht empfehlenswert, morgens einmal den Saft zu pressen, der dann über den Tag verteilt getrunken wird.

1. Das „Saft-Chaos"

In der lebenden Zelle herrscht eine perfekte Ordnung. Damit die schon erwähnten vielen biochemischen Reaktionen zeitlich und örtlich geordnet ablaufen können, ist die Zelle in räumliche Einheiten (Zellkompartimente) unterteilt. Verschiedene Substanzen, die durch Enzyme miteinander reagieren können, werden voneinander getrennt „gelagert". Vor allem müssen die Enzyme von den chemischen Reaktionspartnern (Substraten) ferngehalten werden, bis ihr Einsatz für die

Zelle „sinnvoll“ ist. Ein Durcheinander der vielen Substanzen würde zu einem „chemischen Chaos“ führen und damit jedes Leben unmöglich machen.
Durch das Auspressen wird diese Ordnung zerstört. Ein „Chaos“ ist entstanden, das wir „Saft-Chaos“ nennen können. Nun reagieren Enzyme ungezielt mit allen möglichen Substanzen. Der Saft stellt ja eine Flüssigkeit dar, in der viele Millionen Moleküle schwimmen. Diese Moleküle „schwirren“ unkoordiniert, durch eine von der Temperatur abhängige Eigenbewegung (sog. Brownsche Molekularbewegung und andere physikalische Kräfte), ständig im Wasser umher. Unter einem Mikroskop kann man die Bewegung der kleinen Teilchen gut erkennen. Diese Bewegungen im molekularen Bereich führen dazu, dass viele Teilchen aneinander stoßen und dann miteinander reagieren.

**SOFORT NACH DEM PRESSEN BEGINNEN CHEMISCHE REAKTIONEN, DIE WERTVOLLE SUBSTANZEN VERÄNDERN UND DAMIT DEN SAFT ENTWERTEN.**

Indem wir den Saft möglichst bald nach dem Pressen trinken, geben wir den freigewordenen chemischen Substanzen weniger Zeit, miteinander zu reagieren. Damit stehen viele unveränderte, wertvolle Substanzen zur Aufnahme (Resorption) zur Verfügung.

2. Verhinderung der Oxidation wertvoller Substanzen

Der Sauerstoff in der Luft ist, wie wir wissen, ein reaktionsfähiges Element. Durch den Pressvorgang kommen wertvolle Substanzen mit dem Luftsauerstoff in Berührung, da während des Pressens immer Luft in den Saft eingebracht wird. So werden wertvolle antioxidative Substanzen oxidiert und verlieren damit ihre antioxdativen Eigenschaften. Auch viele gegen Krebs gerichtete Substanzen ereilt das Schicksal der Oxidation. Ihr Nutzen ist durch den Luftsauerstoff stark gefährdet.
Eine für jeden leicht nachvollziehbare Vorstellung von den Zeitverläufen dieser oxidativen chemischen Prozesse können uns Beobachtungen an Äpfeln geben. Wenn wir einen Apfel aufschneiden, dann ist er innen weiß. Die angeschnittenen Flächen werden nach einiger Zeit braun. Dies geschieht durch den Luftsauerstoff. Apfelsaft ist frisch gepresst hell, wird aber nach kurzer Zeit ebenfalls braun. Auch diese Farbänderung ist die Folge der Oxidation durch den im Saft gelösten Luftsauerstoff.
Wenn wir einen längere Zeit gelagerten Apfel aufschneiden, dann wird er schneller braun als ein frisch geernteter Apfel. Das liegt daran, dass der frisch geerntete Apfel mehr Antioxidantien enthält als der gelagerte Apfel. So ergibt sich auch der wichtige Schluss, dass frische Äpfel wertvoller sind als Äpfel, die längere Zeit (3-5 Monate) und dazu noch bei falschen (zu hohen) Temperaturen gelagert wurden.

**DER SAFT SOLL SOFORT NACH DEM PRESSEN GETRUNKEN WERDEN.**
**JE SCHNELLER DER SAFT DEM LUFTSAUERSTOFF ENTZOGEN WIRD, DESTO WERTVOLLER IST ER. NACH DEM SOFORTIGEN TRINKEN SIND DIE MEISTEN ANTIOXIDANTIEN NOCH NICHT OXIDIERT UND KÖNNEN ALS SOLCHE IN UNSEREM KÖRPER SAUERSTOFFRADIKALE ABFANGEN. DA ABER NICHT NUR DIE IM SAFT ENTHALTENEN ANTIOXIDANTIEN, SONDERN AUCH ANDERE WERTVOLLE SUBSTANZEN (ANTI-KREBS-SUBSTANZEN) DER GEFAHR EINER OXIDATION DURCH DEN LUFTSAUERSTOFF AUSGESETZT SIND, SPRICHT ALLES DAFÜR, DEN RATSCHLAG ZU BEFOLGEN, SÄFTE JEDER ART UNMITTELBAR NACH DEM PRESSEN ZU TRINKEN.**

## Welche Mengen frisch gepresster Gemüsesäfte sollte man trinken?

Genaue Dosisempfehlungen der täglich zu trinkenden Saftmenge liegen nicht vor. Jeder muss für sich herausfinden, wie viel Saft er verträgt und trinken möchte. Als untere Grenze können für einen Erwachsenen 250 ml (ein großes Wasserglas) in mehreren Portionen angenommen werden. Wenn wir davon ausgehen, dass für die Inhaltsstoffe von frisch gepressten Gemüsesäften, wie bei den meisten Medikamenten, eine Dosis-Wirkungs-Beziehung (je höher die Dosis, desto stärker die Wirkung) besteht, dann kann die Antwort nur lauten: „So viel wie möglich“.

Allerdings sind der Menge durchaus Grenzen gesetzt.

Der Darm wird signalisieren, wenn die auf einmal getrunkene Saftmenge zu groß war. Es kann sich Durchfall einstellen, der sich früh durch ein „Kullern“ im Bauch ankündigt. Ein einmaliger Durchfall stellt sicher kein Problem dar. Tritt der Durchfall jedoch regelmäßig nach dem Trinken des Saftes auf, dann ist dies nicht in Ordnung. Größere Mengen Saft kurz vor, während oder kurz nach dem Essen können zu Durchfall führen. Bei Personen, die eine Neigung zu Verstopfung haben, wird es zu keinem Durchfall kommen, und ein etwas „weicherer Stuhl“ ist ein positiver Begleiteffekt. Ist der Darm empfindlich, was eine gestörte Darmflora (Darmbakterien) und viele andere (u. a. psychische) Ursachen haben kann, dann sollte man sich vorsichtig an seine individuelle Maximaldosis „herantasten“. Zu bedenken ist, dass der frisch gepresste Gemüsesaft noch viele Ballaststoffe enthält. Das kann man an der starken Trübung der Säfte erkennen. Ballaststoffe wirken „verdauungsfördernd“ (gemeint ist hier abführend). Ein Herausfiltern der Schwebstoffe durch ein Tuch erhöht die Darmverträglichkeit.

**JE WENIGER SCHWEBSTOFFE, DESTO BESSER WIRD DIE VERTRÄGLICHKEIT BEI EINER TENDENZ ZUM DURCHFALL.**

Wenn zunächst mit kleinen Mengen Saft begonnen wird, zeigt sich oft, dass nach einiger Zeit die Menge ohne Durchfall erhöht werden kann. Der Darm „lernt“ es, wieder Nahrung in natürlicher, d. h. ungekochter Form aufzunehmen, denn die Darmflora stellt sich auf das neue Milieu ein.

## Verträglichkeit von Gemüsesäften

Länger andauernden Durchfall sollte man vermeiden, weil er mit einem Verlust an Mineralien einhergeht und weil die wertvollen Substanzen zum großen Teil ohne Effekt wieder ausgeschieden werden. Wenn Durchfall nach dem Trinken von Saft auftritt, dann sollte natürlich zunächst einmal die Menge reduziert werden. Wichtig ist in diesem Zusammenhang auch die Erfahrung, dass das Trinken von kleineren Mengen Saft (mit vielen Pausen) die Verträglichkeit erhöht.
Es ist allerdings auch möglich, gezielt Mittel einzunehmen, von denen bekannt ist, dass sie stopfend wirken. Wenn von diesen stopfenden Mitteln gleichzeitig positive Effekte für die Gesundheit ausgehen, dann hat man doppelten Nutzen.

## Es gibt viele Möglichkeiten, dem Durchfall mit „Hausmitteln“ zu entgehen

1. Da wäre zunächst einmal **dunkle Schokolade** zu nennen, die stopfend wirkt. Sie sollte mindestens 70% Kakaoanteil haben. Edelbitterschokoladen werden im Handel mit einem Kakaoanteil von 85% angeboten. Je höher der Kakaoanteil ist, desto mehr Wirkung können wir erwarten. Milchschokolade kommt nicht infrage. Der hohe Zuckeranteil muss bei Krebs unbedingt gemieden werden. Dunkle Schokolade bietet sich auch aus anderen Gründen als eine Art Naturheilmittel an. Es wurde festgestellt, dass Kakao u. a. eine sehr starke antioxidative Wirkung hat. Anzeichen für die schon lange aus der Erfahrungsmedizin bekannte positive Wirkung auf das Herz-KreislaufSystem haben sich bestätigt. Leider sind die Studien, die sich mit Kakao und Krebs befassen, spärlich. Die ersten Erkenntnisse über die im Kakao gefundenen Polyphenole sind allerdings sehr ermutigend. Es wurden Anzeichen einer Wirkung gegen Krebs über eine Hemmung der Angiogenese festgestellt. Kakao hat noch einen weiteren positiven Effekt. Kakao erzeugt gute Laune. Wir wissen heute, dass Kakao die Produktion von Endorphinen, die als „Glückshormone“ gelten, stimuliert. Wenn Sie 25 Gramm (1/4 Tafel) schwarze Schokolade verzehren, werden Sie sich nach etwa einer

halben Stunde merkbar wohler fühlen.

2. **Granatäpfel**. Leider gibt es Granatäpfel nur von September bis Dezember. Wenn erhältlich, sollten Sie zusätzlich zum Safttrinken einen Granatapfel essen. Die Samen werden über den Tag verteilt zwischen dem Safttrinken verzehrt (gut kauen). Granatäpfel zeigten in vielen wissenschaftlichen Untersuchungen zusätzlich zur Wirkung gegen Durchfall weitere positive Effekte. Granatäpfel bekämpfen Herz-Kreislauf-Erkrankungen, senken den Blutdruck, wirken entzündungshemmend und zeigen vielversprechende Wirkungen gegen Brust-, Prostata- und Hautkrebs. Wenn man bedenkt, dass Granatäpfel auch vitaminreich sind, dann kann man sie als ideale Früchte bezeichnen.

Es wären noch viele andere wirksame und nebenwirkungsfreie Möglichkeiten zu nennen, wie **geriebene Äpfel, getrocknete Heidelbeeren, Heidelbeerpulver und Heidelbeersaft**. Dies sind Früchte, bei denen auch in Hinblick auf Krebs günstige Wirkungen beobachtet wurden.

Eine Nebenwirkung sollten Sie allerdings kennen, wenn Sie über einen längeren Zeitraum größere Mengen Kohlsäfte (Kreuzblütler) trinken. Kohl fängt das für die Schilddrüse so wichtige Jod ab. Es ist in diesem Fall sehr sinnvoll, dieses Thema mit dem behandelnden Arzt zu besprechen. Jod lässt sich zeitversetzt gut substituieren (ersetzen). Wir wissen inzwischen, dass die verschiedenen

Kohlarten besonders viele Anti-Krebs-Substanzen enthalten. Umso wichtiger ist es, auch hier auf „Nummer sicher“ zu gehen.

Insgesamt sind beim Trinken auch größerer Mengen Gemüsesäfte keine Nebenwirkungen zu erwarten. Wenn das zu entsaftende Gemüse nach dem Angebot der Jahreszeit ausgewählt wird und immer mehrere Gemüsearten zusammen entsaftet werden, erhält man immer wieder einen Saft mit einem anderen Geschmack und es stellt sich keine unangenehme Gewöhnung ein. Durch den Wechsel wird gleichzeitig das Spektrum der natürlichen Wirkstoffe erweitert. Es gibt viele gute Bücher, die sich mit dem Safttrinken beschäftigen, auch wenn Krebs in diesen Büchern meistens nur eine untergeordnete Rolle spielt.

Jeder kann sich seinen Gemüsesaft nach dem aktuellen Angebot am Markt zusammenstellen. Ein angenehmer Geschmack sollte dabei angestrebt werden, damit das Trinken zu einer alltäglichen Gewohnheit werden kann.

Zu Beginn des Gemüsesafttrinkens hat sich bei empfindlichem Darm folgende Zusammensetzung bewährt:

- 30% Saft aus frisch gepresstem Bio-Gemüse
- 20% Tomatensaft – nicht frisch gepresst, sondern kommerziell hergestellter Bio-Tomatensaft
- 25% frisch gepresster Karottensaft (Bio)
- 25% frisch gepresster Saft aus Mungobohnen-

keimen (Bio)

Zu dem Saftgemisch wird eine kleine Menge Öl hinzugefügt (ein Teelöffel auf 250 ml Saft). Frisches Leinöl (nativ, erste kalte Pressung) ist besonders gut geeignet, da es sich um das Öl mit dem höchsten Anteil an wertvollen Omega-3-Fettsäuren handelt. Mungobohnenkeime und damit auch deren Saft sind reich an Vitamin E. Das Vitamin E schützt die ungesättigten Fettsäuren des Leinöls.

Frisch gepresster Saft aus Mungobohnenkeimen erhöht, das zeigen unsere praktischen Erfahrungen, die Darmverträglichkeit der Gemüsesäfte ganz erheblich. Eine Erklärung hierfür kann derzeit nicht gegeben werden. Von den in Mungobohnen vorkommenden sekundären Pflanzenstoffen (u. a. Saponine, Proteaseninhibitoren) sind viele gesundheitsfördernde und antikanzerogene Wirkungen bekannt.

Eine Saftkombination mit Mungobohnen hat auch praktische Vorzüge. Mungobohnenkeime herzustellen ist auch für den Anfänger sehr einfach. Außerdem sind Mungobohnenkeime relativ saftreich.

Ob andere Sprossensäfte ähnliche positive Effekte für die Darmverträglichkeit haben, ist ebenfalls nicht bekannt. Machen Sie Ihre eigenen Erfahrungen.

Mehr Informationen über Keime und Sprossen lesen Sie später in dem Kapitel „Keime und Sprossen enthalten die höchsten Werte an sekundären Pflanzenstoffen".

## Potenzierung der Wirkung von Gemüsesäften

Bei der Verdauung handelt es sich um einen recht aggressiven Vorgang. Sobald ein Nahrungsmittel in den Magen gelangt, trifft es auf den „Magensaft", mit einem sehr sauren pH-Wert von 1-2. Der Magensaft und der Saft des Dünndarms (Dünndarm ist der Darmabschnitt, der dem Magen folgt), zusammen mit den Enzymen und Gallensäuren, bilden für die natürlichen Wirkstoffe und so auch für die Anti-Krebs-Substanzen ein aggressives Milieu. Wie aggressiv es ist, kann man daran erkennen, dass die meisten Schmutzbakterien (die meisten sind nicht säureresistent), die wir versehentlich mit der Nahrung aufnehmen, abgetötet werden.

Die Moleküle, die die Wand des Dünndarms passieren, gelangen durch ein Blutgefäß (die Pfortader) zur Leber, die mit einem ganzen Arsenal von Enzymen alle aufgenommenen Substanzen noch einmal chemisch „bearbeitet". Man spricht von dem „First-Pass-Effekt", durch den Substanzen in der Leber verändert oder sogar inaktiviert werden.

Mit anderen Worten: Nur ein Teil der wertvollen Anti-Krebs-Substanzen, die über den Mund in den Magen gelangen, erreichen nach der Leber über das Blut die Zellen. Durch Steigerung der zugeführten Menge kann man natürlich erreichen, dass mehr Substanzen an ihr Ziel gelangen.
Zusätzlich zur Steigerung der Saftmenge, die wir trinken, gibt es eine weitere Möglichkeit, den Saft effizienter zu nutzen. Von Vorteil wäre, wenn wir eine Möglichkeit hätten, einen Teil dieser „Verdauungstortur" zu umgehen. Damit würden die Chancen steigen, dass mehr Anti-Krebs-Substanzen über das Blut zu den Krebszellen gelangen. Dies ist insbesondere von Bedeutung, wenn wir Säfte von Weizen oder Gerstengräsern trinken, die besonders viele wertvolle bioaktive Substanzen enthalten und oft nur in geringeren Mengen zur Verfügung stehen.
Diese Gedanken sind natürlich nicht neu. Die Pharmazie hat aus diesem Grund Arzneimittel entwickelt, die ihre Wirkstoffe direkt über die Mundschleimhaut ins Blut befördern.

Man unterscheidet drei Resorptionsflächen im Mund. Diese sind bukkal (bucca = Wange), perlingual (auf der Zunge), sublingual (unter der Zunge). Dementsprechend gibt es verschiedene Arzneiformen.
Die Mundschleimhaut ist sehr gut durchblutet. Dies bewirkt eine gute Resorption (Aufnahme gelöster Substanzen durch Zellmembranen). Im Vergleich zum Darm ist die Resorptionsfläche des Mundes allerdings klein.

Wenn wir den Saft längere Zeit im Mund behalten, dann stehen zur Resorption alle drei Resorptionsflächen längere Zeit zur Verfügung. Wir nutzen den Vorteil, dass ein Teil der Wirkstoffe ohne den Umweg über Magen, Darm und Leber sofort unversehrt ins Blut gelangt. Der Nachteil der kleineren Resorptionsfläche wird durch eine längere Verweildauer im Mund wettgemacht.

**UM DIE WIRKUNG DER GEMÜSESÄFTE MIT IHREN ANTI-KREBS-SUBSTANZEN ZU ERHÖHEN, NUTZEN WIR DIE MUNDSCHLEIMHAUT ALS RESORPTIONSFLÄCHE UND VERRINGERN DAMIT (ZUM TEIL) DIE WIRKSTOFFVERLUSTE, DIE WÄHREND DER VERDAUUNG STATTFINDEN.**

Es wird eine Menge von 8 bis 10 Millilitern Saft, das sind ein bis anderthalb Esslöffel, in den Mund genommen. Dieser Saft wird so lange wie möglich im Mund belassen (ein bis zwei Minuten, eventuell sogar länger). In dieser Zeit findet eine Aufnahme vieler Wirkstoffe direkt in den Blutkreislauf statt. Erst am Ende dieser Zeit wird der Saft geschluckt. Dieses Vorgehen kann beliebig oft wiederholt werden.

**PERFEKT WÄRE, WENN IMMER NUR DIE KLEINE SAFTMENGE GEPRESST WIRD, DIE SOFORT IN DEN MUND WANDERT. EIN WEITERER, NICHT ZU UNTERSCHÄTZENDER VORTEIL BESTEHT DARIN, DASS DER SAFT**

**IMMER GUT EINGESPEICHELT WIRD.**

Zur Beachtung: Dies gilt nur für Gemüsesäfte. Fruchtsäfte sind von diesem Vorgehen ausgeschlossen, da sie durch ihre Säuren den Zahnschmelz angreifen!

An dieser Stelle sollen ein paar praktische Tipps gegeben werden. Wenn Sie sich entschließen, immer wieder nur kleinere Saftmengen zu pressen, was empfohlen wird, dann ist es natürlich nicht angebracht, jedes Mal den Entsafter zu reinigen. Die Erfahrung hat gezeigt, dass Sie nach dem Pressen den Entsafter so belassen können wie er ist. Es reicht durchaus, den Entsafter nur einmal abends zu reinigen.
Der Einsatz von Haushaltsreinigern ist nicht zweckmäßig. Einerseits können die Waschsubstanzen (Tenside) das Plastikmaterial auf Dauer angreifen, andererseits reichen Spuren davon, um wertvolle Enzyme zu inaktivieren. Sie reinigen die Teile der Presse am besten nur unter fließendem Wasser mit einer Bürste.

An Plastik- und Metallteilen der Saftpresse, die direkt mit dem Saft in Kontakt kommen, treten nach kurzer Zeit Verfärbungen auf, die nur mühevoll zu entfernen sind. Wenn Sie sich eine gewisse Großzügigkeit im Tolerieren solcher Flecken aneignen, ist dies durchaus zweckmäßig.
In den Säften befinden sich auch fettlösliche Substanzen, die besser vom Darm aufgenommen werden, wenn gleichzeitig etwas Fett – am bes-

ten in der Form von wertvollem Öl – zugegeben wird. Setzen Sie daher dem Saft immer ein paar Tropfen Öl zu. Hierzu eigen sich Rapsöl und insbesondere frisch gepresstes Leinöl.

Heute stehen uns technisch ausgereifte Saftpressen zur Verfügung, mit denen wir auf schonende Weise die wertvollen Säfte gewinnen können.

## Die schonende Saftpressung

Eine möglichst schonende Pressung ist eine nicht allgemein bekannte Forderung, obwohl sie doch außerordentlich wichtig ist.

Mit den gängigen Haushaltsentsaftern, die nach dem Raspel/Zentrifugenprinzip arbeiten, können zwar viele Früchte und auch feste Gemüsearten gepresst werden, aber bei zarten Gemüsearten wie zum Beispiel Salaten wird es schon schwieriger und Gräser (Weizen- und Gerstengräser) lassen sich mit ihnen kaum auspressen.
Es ist durchaus möglich, bei Beginn erst einmal eine solche Saftpresse eine gewisse Zeit lang zu benutzen. Wenn mehr Erfahrung vorliegt und der Entschluss gefasst wurde, das Säftetrinken zu einer langfristigen Gewohnheit zu machen, dann rentiert sich die Anschaffung einer teureren Maschine, die auch weiches Gemüse und Gräser schonend entsaftet.

## EINE GUTE SAFTPRESSE IST BEZÜGLICH EINER GESUNDEN ERNÄHRUNG EINE DER BESTEN INVESTITIONEN UND ZWAR FÜR DIE GANZE FAMILIE

Folgende Forderungen sind an gute Saftpressen zu stellen:

1. Forderung:
Die schonend arbeitende Saftpresse muss möglichst langsam laufen, um keine Erwärmung zu erzeugen. Dabei gilt: Je langsamer, desto besser.

2. Forderung:
Der Kontakt mit der Luft muss möglichst gering gehalten werden. Diese Forderung zu erfüllen ist sehr schwierig.
Nach eigenen Untersuchungen enthält auch der Saft, der mit langsam laufenden Saftpressen erzeugt wird, eine beträchtliche Menge Luft, die sich in dem Saft löst. Daher gilt auch für den mit schonend wirkenden Saftpressen hergestellten Saft, dass man ihn sofort trinkt.

3. Das Auseinandernehmen, die Reinigung der Einzelteile und das Zusammensetzen muss mit wenigen Griffen möglich sein.

Es wurden fünf Saftpressen, von denen in der Werbung behauptet wird, dass sie die genannten Forderungen erfüllen, jeweils über mehrere Monate im täglichen Einsatz getestet.
Es handelt sich um folgende Saftpressen:

1. Z-Star Saft-Handpresse
2. Solo Star II Entsafter
3. DA-900 Saftpresse
4. Green Star
5. Champion Saftpresse

1. Z-Star Saft-Handpresse

Als erste Saftpresse soll die Z-Star beschrieben werden, da sie sich wegen des niedrigen Preises gut zu Beginn des Safttrinkens eignet. Es handelt sich bei der Z-Star um eine Hand-Saftpresse. Sie funktioniert nach einer Press-Schneckentechnik, wie sie vom Fleischwolf bekannt ist. Die Z-Star ist die Saftpresse, bei der die Reinigung (insbesondere wenn man andere Maschinen kennengelernt hat), regelrecht Freude bereitet. Sie ist ideal in der gesamten Handhabung. Alle Gemüse und auch Getreidegräser werden exzellent ausgepresst. Die Saftausbeute ist möglicherweise etwas geringer als in den anderen noch zu beschreibenden Pressen. Diesen Nachteil kann man allerdings leicht dadurch wettmachen, dass man den Pressrückstand (Trester) mehrfach in die Presse gibt. Dieses Vorgehen hat sich insbesondere bei Ananas und Mango bewährt. Ob Vor- oder Nachteil – entscheiden Sie selbst. Die Muskulatur Ihres rechten Armes wird sich mit dieser Presse gut entwickeln. Durch die Armarbeit ist die Umdrehungszahl dieser Saftpresse am langsamsten von allen vergleichbaren Saftpressen. Ein weiterer Vorteil

ist darin zu sehen, dass die Z-Star auch an Orten ohne Strom eingesetzt werden kann.
Die Z-Star ist unter den empfehlenswerten Saftpressen mit ca. 100 Euro am preiswertesten.

*Gesamturteil:*

- *Insgesamt kann die Z-Star nach langer Erprobung (für die Herstellung kleinerer Saftmengen) sehr empfohlen werden*

## 2. Solo Star II Entsafter

Früher gab es eine Solo Star I, die laut Auskunft mehrerer Händler aber nicht mehr angeboten wird. Die Solo Star II arbeitet nach dem Prinzip der Z-Star, hat allerdings ein verlängertes Sieb. Die Verlängerung erschwert die Reinigung. Durch die im Vergleich zur Z-Star vergrößerte feine Siebfläche ist die Saftausbeute etwas höher (nach Herstellerangabe 12%). Da dieser Vorteil mit einer aufwendigeren Reinigung erkauft wird, kann man sich die Frage stellen, ob die in der Werbung angepriesene Weiterentwicklung im Vergleich zur Solo Star I überhaupt eine bedeutende Verbesserung darstellt, zumal der Trester bei bestimmten Früchten wiederholt eingebracht werden sollte (z.B. Mango) um die Saftausbeute zu verbessern. Die Umdrehungszahl ist mit ca. 80 Umdrehungen pro Minute optimal. Der Preis liegt bei ca. 340 Euro.

*Gesamturteil:*

- *Saftausbeute ist sehr gut*
- *Umdrehungszahl ist optimal*
- *Auch für zarte Gemüse und selbst Gräser gut geeignet*
- *Reinigung etwas aufwendiger als bei der Z-Star*
- *Empfehlenswert*

3. DA-900 Saftpresse

Diese Saftpresse funktioniert ebenfalls nach dem Schneckenprinzip. Ihre Umdrehungszahl wird vom Hersteller mit 75 bis 90 Umdrehungen pro Minute angegeben und ist in dieser Hinsicht optimal.
Das Sieb ist besser zu reinigen als das der Solo Star II, was sich bei häufigem Einsatz als wohltuend erweist. Die DA-900 Saftpresse wird in weißer Ausführung für etwa 280 Euro und in silber/schwarz (etwas eleganter) für ca. 320 Euro angeboten.

*Gesamturteil:*

- *Saftausbeute ist sehr gut*
- *Umdrehungszahl ist optimal*
- *Auch für zarte Gemüse und selbst Gräser gut geeignet*
- *Die Reinigung benötigt nur kurze Zeit und ist einfach*
- *Der DA-900 Entsafter ist sehr zu empfehlen*

4. Green Star

Die teuerste Saftpresse Green Star wird in Prospekten als die beste Maschine dargestellt. Sie kostet ca. 500 Euro und wurde in einem Test der Stiftung Warentest mit „gut“ (1,8) beurteilt. Das Urteil „gut“ kann aufgrund einer über einjährigen Erfahrung bestätigt werden. Das Zusammensetzen und insbesondere die Reinigung des Siebes ist jedoch im Vergleich zu anderen Saftpressen etwas aufwendiger. Das Resultat ist auf alle Fälle gut, auch wenn das Entsaften von Ananas, Mangos und auch manchen (etwas mehligen) Äpfeln zu einem Saftstau führen kann. Dieser lässt sich jedoch mithilfe einer Karotte „in den Griff“ bekommen. Bei der Green Star handelt es sich um eine sehr robuste Maschine, die mit 110 Umdrehungen ebenfalls langsam läuft und damit die Forderung nach einer schonenden Pressung erfüllt. Zwei zahnradartige Presswalzen zerkleinern das Pressgut. Der Saft wird dann durch ein Sieb gepresst.
In der Werbung heißt es, dass der Saft dieser Presse mehr Mineralien enthält. Diese Aussage ist schwer nachvollziehbar.

*Gesamturteil:*

- *Es handelt sich um eine gut funktionierende Saftpresse, die sich durch Robustheit auszeichnet. Die Green Star ist für die Herstellung großer Mengen Saft (professioneller Einsatz) am besten geeignet.*

### 5. Champion Saftpresse

Die Champion Saftpresse ist der Klassiker unter den Saftpressen. Sie wird bereits seit 1955 nahezu unverändert gebaut. In dem Test der Stiftung Warentest ist sie mit dem Testurteil „gut“ als zweiter Testsieger (nach der Green Star) hervorgegangen. Schon die Tatsache, dass sich diese Presse am Markt so lange gegen die Neuentwicklungen halten konnte, spricht für die gute Qualität dieser Saftpresse. Der Champion Entsafter arbeitet mit 1400 Umdrehungen pro Minute. Das ist im Vergleich zu den anderen Saftpressen relativ schnell. Damit erfüllt diese Presse die Forderung nach einer schonenden Entsaftung nur bedingt. Dieser Nachteil ist feststellbar, wenn die Temperatur des aus der Presse kommenden Saftes mit der Temperatur des Obstes bzw. des Gemüses vor dem Pressen verglichen wird. Die Temperatur des frisch gepressten Saftes ist leicht erhöht. Das bedeutet, dass bei der Saftherstellung „Mikroerhitzungen“ entstehen, die sich in der Summe in dem frischen Saft selbst ohne Thermometer feststellen lassen. Der Preis der Champion Saftpresse beträgt ca. 340 Euro.

*Gesamturteil:*
- *Gute Saftausbeute*
- *Sehr robuste Maschine*
- *Leicht zu reinigen*
- *Nachteil: Schnelle Rotation und dadurch weniger schonende Pressung*
- *Empfehlenswert*

WICHTIG IST DIE FESTSTELLUNG, DASS BEI ALLEN BESCHRIEBENEN SAFTPRESSEN LUFT IN DEN SAFT GELANGT. DIE MENGE ENTSPRICHT CA. 5% DES SAFTVOLUMENS. DIES IST ERKENNBAR AN FEINEN BLÄSCHEN, DIE SICH NACH EINIGER ZEIT AN DER OBERFLÄCHE ANSAMMELN. DER SCHAUM, DER SICH BEI ALLEN SAFTPRESSEN BILDET UND DER SOFORT AUF DER OBERFLÄCHE ERSCHEINT, WURDE HIERBEI NICHT BERÜCKSICHTIGT.
DEM ARGUMENT, DASS NUR SEHR GERINGE MENGEN LUFT BEI DEN LANGSAM LAUFENDEN PRESSEN IN DEN SAFT GELANGEN, WIRD HIERMIT WIDERSPROCHEN.

# 11. Sekundäre Pflanzenstoffe in frischen Keimen und Sprossen

## Keime und Sprossen enthalten die höchsten Werte an sekundären Pflanzenstoffen

Es gibt zahlreiche Bücher, die die Sprossenzucht beschreiben. Auch finden Sie in diesen Büchern Rezepte dafür, wie mit dieser Naturkost wohlschmeckende Speisen zubereitet werden können (siehe Literaturliste am Ende des Buches). Sprossen sollten eigentlich wegen ihrer gesundheitlichen Wirkung und ihres exzellenten Geschmacks in keiner Küche fehlen.

Die Anschaffung eines oder sogar mehrerer Bücher über die Keim-/Sprossenzucht kann nur dringend empfohlen werden. Im Rahmen dieses Buches sollen nur Fakten genannt werden, die Sie von dem Wert der Sprossen überzeugen und damit zu ihrem Einsatz anregen. Alle weiteren Informationen entnehmen Sie bitte entsprechenden Büchern.

Zunächst eine Begriffsbestimmung:

Wir unterscheiden zwischen Keimen und Sprossen.

Unter einem Keim versteht man den kompletten Embryo einer Pflanze. Er besteht aus Wurzeln, Spross und der Blattanlage.
Als Spross (Trieb) bezeichnet man den über der Erde wachsenden Teil einer Pflanze.

Wenn wir Getreide, zum Beispiel Weizen, keimen lassen, dann verzehren wir in der Regel den gesamten Keim. Nach zwei bis drei Tagen Keimzeit schmecken die Keime gut und können als Salat (am besten zusammen mit anderen Keimen) verwendet werden. Sie schmecken mild und leicht süßlich. Ernten wir einige Tage später, wenn das Weizengras bereits beträchtliche Größe angenommen hat, dann ändert sich der Geschmack. Das ist dann nicht „jedermanns Sache“, auch wenn der intensive Geschmack auf eine Vielzahl verschiedener wertvoller Substanzen hinweist.

Nach ca. 10 bis 15 Tagen guter Pflege haben die Weizensprossen, die wir jetzt als Weizengras bezeichnen, eine Länge von acht bis zehn Zentimetern. Der nur aus den abgeschnittenen Gräsern (ohne Korn) hergestellte Weizengrassaft gilt heute (insbesondere in den USA) als eines der wertvollsten Gesundheitselixiere.

Kresse wird meistens als fertige, ca. 4 cm große Grünpflanze geerntet. In diesem Fall isst man den Spross (Stiel und bereits ausgebildete kleine Blätter). Da die Wurzeln nicht verwendet werden, kann man hier nicht mehr von Keimen sprechen.

## Warum sind Sprossen und Keime so wertvoll?

- Keime und Sprossen sind leicht zu züchten.
- In Keimen und Sprossen vervielfachen sich die sekundären Pflanzenstoffe um das fünf bis zehnfache.
- Bei der Keim und Sprossenzucht werden Samen nur mit reinem Wasser behandelt. Sie entwickeln sich damit unter Ausschluss ungünstiger Umweltbedingungen (saures und chemisch belastetes Regenwasser).
- Keime und Sprossen werden absolut pestizidfrei aufgezogen.
- Keime und Sprossen können frisch gegessen werden. Ein Verlust an biologisch wertvollen Substanzen durch Lagerung entfällt.
- Sprossen können ohne jede Verarbeitung in Form von Salaten gegessen werden. Jede Verarbeitung, die wertvolle Substanzen zerstört (z.B. Kochen), entfällt.
- Es gibt keine anderen pflanzlichen Lebensmittel, die unter so günstigen ökologischen und öko-

nomischen Bedingungen kultiviert werden wie Keime und Sprossen. Lange, energieverbrauchende Transportwege sowie aufwendige kühle Lagerung entfallen.
- Beispiel Weizen: Laetril. Laetril (Vitamin B17) gilt als Anti-Krebs-Vitamin. Laetril zerstört Krebszellen, ohne gesunde Zellen anzugreifen. Der Laetrilgehalt ist in Weizensprossen und Weizengras laut Literatur bis zu 100-mal höher als im Weizenkorn

Die Liste der Vorzüge selbstgezüchteter Keime und Sprossen könnte noch verlängert werden.

## Keim- und Sprossensäfte lassen ungeahnte Möglichkeiten erwarten

**SELBSTVERSTÄNDLICH KÖNNEN SIE AUCH AUS KEIMEN UND SPROSSEN SÄFTE GEWINNEN. UMFANGREICHE ERFAHRUNGEN LIEGEN MIT SÄFTEN AUS WEIZEN UND GERSTENGRAS VOR.**

Die gegen Krebs wirkende Substanz Sulforaphan ist, wie bereits erwähnt, in Brokkolisprossen im Vergleich zur ausgewachsenen Pflanze in zwanzig bis fünfzigfacher Menge enthalten. Dieses Beispiel zeigt, dass Keim- bzw. Sprossensäfte bisher noch ungeahnte Möglichkeiten im Kampf gegen Krebs erwarten lassen. Hier ist noch weitere Forschungsarbeit zu leisten. Bis zum Vorliegen entsprechender Ergebnisse sollten wir aber die bisherigen Kenntnisse nutzen und die Wirkung der Gemüsesäfte durch Zumischen von Keim- und Sprossensäften verstärken.

Zusammenfassend lässt sich feststellen:

- Keime und Sprossen sind die beste Antwort auf unsere ungenügende Ernährung.
- Keime und Sprossen sind Lebens und Heilmittel zugleich.
- Samenkörner sind hart und schwer verdaulich, Keime und Sprossen sind in der Regel zart und in rohem Zustand essbar.
- Sprossen liefern u. a. die für uns wertvollen Enzyme. Enzyme machen sie auch leichter verdaulich.
- Der Samenkörper hat als Anlage alle für die Sprossung nötigen Nähr und Vitalstoffe auf natürliche Weise konserviert. Durch Feuchtigkeit und Wärme bilden die kleinen Pflanzen aus primären Pflanzenstoffen (Kohlenhydraten, Fetten, Eiweißen) wertvolle sekundäre Pflanzenstoffe – unter anderem auch solche, die gegen Krebs gerichtet sind.
- Die Sprossenzucht ist die beste Möglichkeit, lebensnotwendige Nähr- und Vitalstoffe in einer ökologisch und ökonomisch günstigen Weise zu gewinnen. Die Keim-/Sprossenzucht ist die Methode der Wahl, um sekundäre Pflanzenstoffe und damit auch Anti-Krebs-Substanzen in höchstmöglicher Menge zu erhalten.

- Keim- und Sprossensäfte sind die Idealform, um dem Körper sekundäre Pflanzenstoffe zuzuführen.

## Das Wunder der Natur in den eigenen vier Wänden beobachten

Wer noch niemals Sprossen gezüchtet hat, könnte auf die Idee kommen, es handele sich um eine komplizierte Angelegenheit. Das ist nicht so. Das Schwierigste erledigt die Natur, indem sie mit ein wenig Wasser nach wenigen Tagen aus einem Korn eine kleine Pflanze entstehen lässt.

Das Prinzip der Sprossenzucht können wir am besten erlernen, indem wir mit Mungobohnen, einer speziell für die Sprossenbildung gezüchteten Sojabohne, beginnen. Ein bis zwei Esslöffel davon werden in einem Gefäß (große Tasse) über Nacht eingeweicht. Es reicht nicht, die Bohnen nur mit Wasser zu bedecken. Füllen Sie das Gefäß bis oben hin mit Wasser. Sie werden feststellen, dass die Mungobohnen viel Wasser aufsaugen.
Am kommenden Morgen schütten Sie die Mungobohnen in ein Sieb und spülen sie unter fließendem Wasser. Das Spülen ist sehr wichtig, da durch den Sprossvorgang Stoffwechselprodukte freigesetzt werden, die entfernt werden müssen. Nachdem die Mungobohnen gut abgetropft sind, geben Sie diese zurück in das zuvor nur mit Was-

ser ausgespülte Gefäß. Decken Sie das Gefäß mit einer Untertasse ab und lassen Sie ihre „Sprossenkultur“ bis zum Abend bei Zimmertemperatur stehen. Nun wiederholen Sie, was Sie am Morgen getan haben. Bereits nach einem Tag werden Sie die ersten Veränderungen an den Bohnen feststellen. Nach zwei bis drei Tagen können Sie ernten.
Nun haben Sie bereits Ihre ersten Erfahrungen gesammelt und können nach derselben Methode Bio-Weizen ansetzen. Inzwischen haben Sie (hoffentlich) das erste Buch über die Sprossenzucht gelesen und können entscheiden, welche weiteren Sprossen in Betracht kommen und welche Hilfsmittel (z. B. Keimgeräte) Sie anschaffen wollen.
Alle weiteren Informationen entnehmen Sie bitte den Büchern über Keim- und Sprossenzucht.

# 12. Ballaststoffe und Substanzen in fermentierten Lebensmitteln

Zum Schluss müssen wir noch auf zwei Gruppen sekundärer Pflanzenstoffe eingehen, die einen positiven Effekt bei Krebs gezeigt haben.

## Ballaststoffe

Von Ballaststoffen sind verschiedene gesundheitsfördernde Wirkungen bekannt. Hierzu gehört eine günstige Wirkung auf den Cholesterinstoffwechsel und die Glucosetoleranz (Diabetes). Herz-Kreislauf-Erkrankungen treten bei genügender Zufuhr von Ballaststoffen seltener auf. Neue Studien zeigen, dass durch erhöhte Aufnahme von Ballaststoffen nicht nur die Darmkrebsrate sinkt, sondern es konnte auch eine günstige Wirkung bezüglich des Brustkrebsrisikos nachgewiesen werden. Dieser positive Effekt ist u. a. dadurch zu erklären, dass Ballaststoffe den Östrogenspiegel senken. Nachgewiesen wurde hier der rein präventive Effekt. Die Ergebnisse der

Brustkrebspräventionsstudien zeigten den positiven Effekt vor und nicht mehr nach der Menopause. Die erhöhte Einnahme von Ballaststoffen (empfohlen werden ca. 30 Gramm pro Tag) sollte damit früh im Leben einsetzen. Auch plädieren Forscher dafür, Ballaststoffe durch ballaststoffreiche Nahrungsmittel statt in isolierter Form aufzunehmen. Sprossen sind reich an Ballaststoffen.

Leider nimmt der Durchschnitt der Bevölkerung immer noch zu wenig von den wertvollen Ballaststoffen auf, obwohl durch die intensive Aufklärung der letzten Jahre insgesamt eine Zunahme zu beobachten ist. Die heutige durchschnittliche Ballaststoffaufnahme beträgt nur etwa ein Drittel der Menge von vor 100 Jahren.

## Substanzen in fermentierten Lebensmitteln

Die Herstellung von Yoghurt und Kefir, Sauerkraut und eingelegten Gurken hat eine alte Tradition und diente der Haltbarmachung wertvoller Nahrungsmittel. Diese fermentierten Lebensmittel enthalten, wie wir heute wissen, für unsere Gesundheit äußerst wertvolle Substanzen, die sich u. a. auch gegen die Entwicklung von Krebs richten.

Die in fermentierten Lebensmitteln (nicht nur Milchprodukten) enthaltenen Milchsäurebakterien beziehungsweise deren Fermentationspro-

dukte haben eine antimikrobielle (gegen krankmachende Bakterien wirkende) und auch eine antimutagene Wirkung. Immunstimulierende und antikarzinogene Wirkungen konnten ebenfalls nachgewiesen werden. Die antikarzinogen Effekte wurden bisher allerdings nur in experimentellen Studien (Wirkung auf Krebszellkulturen und an Tieren) nachgewiesen. Die Ergebnisse epidemiologischer Studien mit verschiedenen Yoghurt-Produkten zur Krebsprävention sind nicht eindeutig (in epidemiologischen Studien werden die Ursachen und Folgen von Krankheiten bei einer großen Anzahl von Menschen erforscht).
Da Milch, wie wir noch sehen werden, Wachstumsfaktoren enthält, kann zum vermehrten Verzehr von Milchprodukten jeder Art bei Krebs nicht geraten werden. Möglicherweise wird die positive Wirkung der Milchsäurebakterien auf das Krebsgeschehen durch in der Milch vorhandene Wachstumsfaktoren wieder aufgehoben. Einen echten Fortschritt stellen die bereits im Handel befindlichen Soja-Yoghurt-Produkte (Soja Yofu) dar. Leider sind diese ebenfalls mit Milchsäurebakterien hergestellten Produkte teurer als die in Massen aus Milch hergestellten Yoghurt-Produkte.

# Teil III

# Säure-Basen-Haushalt

# 13. Die Bedeutung des Säure-Basen-Haushaltes für unsere Gesundheit

Man kann schon von einem „ewigen“ Gelehrtenstreit sprechen, wenn es um Krebs und den Säure-Basen-Haushalt geht. Die Meinungen, die vertreten werden, gehen von „Eine Übersäuerung führt zu Krebs“ bis zu „Es gibt keinen Zusammenhang zwischen Krebs und einer Übersäuerung“. Diese extremen Positionen können beide als nicht richtig angesehen werden. Bis es zum Ausbruch einer Krebserkrankung beim Erwachsenen kommt, vergehen Jahre bis Jahrzehnte. In dieser Zeit treffen viele unterschiedliche pathogene (krankmachende) Faktoren auf den Körper, die eine Entwicklung von Krebs fördern können. Eine latente Übersäuerung der Gewebe ist einer der vielen Faktoren, die das Krebsgeschehen begünstigen. Wie wir sehen werden, ist dieser Faktor allerdings von sehr großer Bedeutung für die Entstehung von Krebs und für eine Vielzahl chronischer Erkrankungen.

Am Ende dieses Kapitels wird erläutert, dass eine Übersäuerung auf vielfältige Weise in die Krebsentwicklung eingreift. Es wird klar, wie wichtig es ist, während einer Krebserkrankung, aber auch zur Krebsprophylaxe, eine Übersäuerung zu erkennen und entsprechende Gegenmaßnahmen zu ergreifen.
Schon jetzt kann darauf hingewiesen werden: Zur Normalisierung des Säure-Basen-Haushaltes werden keine Medikamente benötigt. Alle Maßnahmen sind leicht zu verstehen. Die Schwierigkeit liegt in der Umsetzung dieser Maßnahmen, da einige liebgewordene Essensgewohnheiten zu verändern sind.

**EINE NORMALISIERUNG DES SÄURE-BASEN-HAUSHALTES IST EIN WESENTLICHER BESTANDTEIL DES HIER BESCHRIEBENEN ANTI-KREBS-SYSTEMS.**

Das Problem eines gestörten Säure-Basen-Haushalts und was man dagegen auf einfache Weise tun kann, ist in der Erfahrungsmedizin schon seit langer Zeit bekannt. Die Beobachtung hat nämlich gezeigt, dass sich Menschen mit einem ausgewogenen Säure-Basen-Haushalt wohler fühlen. Sie sind gesünder als Menschen mit einer latenten Übersäuerung.

**JEDER KANN AN SICH SELBST AUF EINFACHE WEISE ÜBERPRÜFEN, OB ER EINE TENDENZ ZUR ÜBERSÄUERUNG HAT. MAN BESTIMMT DEN PH-WERT DES HARNS.**

Ein zu saurer pH-Wert ist ein indirektes Zeichen einer Übersäuerung des Gewebes.

**INNERHALB WENIGER TAGE KANN BEIM VORLIEGEN EINER ÜBERSÄUERUNG FESTGESTELLT WERDEN, DASS DER HARN DURCH EINE VERMINDERUNG DES FLEISCH, ZUCKER UND GETREIDEKONSUMS NEUTRAL, SOGAR LEICHT ALKALISCH REAGIERT. NACH DEM TRINKEN VON FRISCH GEPRESSTEN OBST- UND GEMÜSESÄFTEN IST DIES EBENSO ZU BEOBACHTEN. BEI ZUSÄTZLICHER EINNAHME EINES BASISCHEN MINERALPULVERS WIRD DIESER EFFEKT NOCH VERSTÄRKT.**
**DAMIT SIND BEREITS DIE WICHTIGSTEN URSACHEN UND AUCH DIE MÖGLICHKEITEN ZUR ABHILFE EINER ÜBERSÄUERUNG GENANNT.**

Der Säure-Basen-Haushalt ist kein Buch mit sieben Siegeln. Jeder kann ihn kontrollieren und auf einfache Weise positiv beeinflussen.

Leider wird dem Säure-Basen-Haushalt noch viel zu wenig Beachtung geschenkt. Das liegt daran, dass sich die Wissenschaftler, trotz vieler vorliegender Erkenntnisse, weiterhin in vielen Fragen uneinig sind.
Wir wollen trotzdem versuchen, die wesentlichen Zusammenhänge zu verstehen: In die folgenden Erklärungen fließt das Wissen der Erfahrungsme-

dizin und der modernen Forschung ein.

## Grundlagen zum Säure-Basen-Haushalt

Zunächst möchte ich einige Grundlagen erklären, ohne in einen Chemieunterricht zu verfallen.

### Säuren

Die Tatsache, dass Säuren sauer sind, können wir mit unserem Geschmackssinn gut feststellen. Jeder kennt den typisch sauren Geschmack. Auch im Haushalt haben wir es oft mit Säuren zu tun (z. B. Essig, Haushaltsreiniger) .
Säuren können Metalle auflösen und bilden dabei Salze. Aus diesem Grunde sollte Salat mit Essigsauce nie in einer Metallschüssel, auch nicht in einer Edelstahlschüssel, zubereitet werden. Auch darf man Fruchtsäfte nicht mit Metallen in Berührung bringen, da sie Fruchtsäuren enthalten. Die Salze können sich auf Dauer negativ auf die Gesundheit auswirken.

Nur stark mit Wasser verdünnte Säuren sind für uns verträglich; unverdünnt rufen sie Verätzungen hervor. Interessanterweise haben wir im Magen eine starke anorganische Säure, die Salzsäure. Wenn wir nüchtern sind, hat sie einen pH-Wert von 1-2 und ist damit stark sauer. Trotz dieses niedrigen pH-Wertes richtet sie dort keinen Schaden an. Die Magenschleimhaut verfügt über spezielle Substanzen, die vor der Säure schützen. Bei Funktionsstörungen der Schutzmechanismen kann sich ein Magengeschwür entwickeln.

## Basen

Im alltäglichen Leben begegnen uns ebenfalls Basen, die auch als Laugen bezeichnet werden. Das Verhalten der Basen nennt man alkalisch. Basen schmecken bitter (z. B. Seife) und verhalten sich unverdünnt ebenfalls ätzend. Basen finden wir im Haushalt in manchen Reinigungs- und Waschmitteln.

Chemisch gesehen sind Basen das Gegenteil von Säuren.

Ob eine Flüssigkeit sauer oder basisch reagiert, kann man mithilfe eines pH-Indikatorpapiers testen. Man taucht einen gefärbten Papierstreifenstreifen in die zu testende Flüssigkeit. Die Farbe verändert sich und zeigt damit an, ob es sich um eine Säure oder Base handelt.

Das Indikatorprinzip (Veränderung einer Farbe durch eine Säure oder Base) ist uns bereits aus der Küche bekannt. Möchte man dem Rotkraut eine schöne rote Farbe geben, wird dies mit etwas Zitronensaft (Säure) erreicht. Der rote Farbstoff des Rotkrautes wird intensiver. Unabhängig von der Art der Säure tritt dieser rötende Effekt auf. Setzt man dem Rotkraut beim Kochen jedoch das basische Natron (Natriumhydrogenkarbonat) zu, ist das Resultat eine intensive violettblaue Farbe.

Man spricht deshalb auch von Blaukraut. In der süddeutschen Küche wird dies oft praktiziert.

Mit dem Indikatorpapier kann man nicht nur feststellen, ob etwas sauer oder basisch ist. Es gibt auch die Information darüber, wie sauer oder basisch eine Flüssigkeit wie z. B. der Harn ist.

## Was versteht man unter dem pH-Wert?

Der pH-Wert ist zu einem feststehenden Begriff geworden. Ohne die Zusammenhänge im Detail zu kennen, kann damit gearbeitet werden. Die Abkürzung pH steht für **p**otentia **H**ydrogenii, das kommt aus dem Lateinischen und heißt „Stärke des Wasserstoffs".
Der pH-Wert ist ein Maß für die Wasserstoffionenkonzentration. Je mehr Wasserstoffionen ($H^+$) sich in einer wässrigen Lösung befinden, desto saurer ist sie, und entsprechend niedriger ist der pH-Wert.

Der pH-Wert wird auf einer Skala angegeben, die von 1 bis 14 reicht.

1 – 2 – 3 – 4 – 5 – 6 – 7 – 8 – 9 – 10 – 11 – 12 – 13 – 14
←――――――― neutral ―――――――→
stark sauer    leicht sauer    leicht basisch    stark basisch

## Wie wird der pH-Wert bestimmt?

Die pH-Wert-Bestimmung des Harns ist einfach. Man besorgt sich pH-Indikatorpapier in der Apotheke (rezeptfrei). Das Vorgehen wird auf den Packungen ausführlich beschrieben.
Mehrere Firmen bieten pH-Indikatorpapiere an. Vergleichen Sie die Preise und besorgen Sie sich eine preiswerte Version. Wenn Sie sich für ein Produkt entschieden haben, ist es ratsam, dabei zu bleiben. Ein Wechsel zu einem anderen Produkt führt wegen unterschiedlicher Farben leicht zu Irritationen.
Das Indikatorpapier besteht aus schmalen Papierstreifen, von denen Sie jeweils eines morgens, mittags und abends mit Harn benetzen.
Entsprechend dem pH-Wert wird sich die Farbe des Papiers verändern. Die Farbe, die der Teststreifen annimmt, kann man einer Farbskala zuordnen und dann den entsprechenden pH-Wert ablesen.
In den meisten Fällen wird man bei einem ersten Test einen zu sauren pH-Wert des Harns vorfinden (pH 6 bis 6,5). Ein leicht saurer Wert am Morgen ist als normal anzusehen. Mittags und abends ist ein neutraler bzw. leicht alkalischer pH-Wert von Wichtigkeit. Am Nachmittag gegen 16 Uhr sollte der pH-Wert leicht alkalisch sein.

## Übersäuerung

Eine latente Übersäuerung betrifft das Blut, die Räume zwischen den Zellen und die Gewebezellen.

Wenn im Labor der pH-Wert des Blutes bestimmt wird, ist er meistens normal, d. h. er beträgt fast exakt 7,4. Bei nur geringen Abweichungen von diesem Wert kommt es zu lebensbedrohlichen Situationen. Dies ist zum Glück sehr selten der Fall und bedarf dann schnellster medizinischer Behandlung. Während Sie dieses Buch lesen, können Sie ziemlich sicher sein, dass Ihr Blut einen pH-Wert von etwa 7,4 hat. Wenn Sie jedoch annehmen, dass damit automatisch der Säure-Basen-Haushalt Ihres Körpers in Ordnung ist, dann täuschen Sie sich! Bei einem normalen Blut-pH-Wert, kann das Gewebe, insbesondere die Zwischenräume zwischen den Zellen (Interzellularräume), übersäuert sein. Ein andauernder Zustand der Übersäuerung über Jahre hinweg (was durch unsere heutige Ernährung fast die Regel ist), führt zu Krankheitserscheinungen. Wir bezeichnen sie oft als „Verschleiß“, jedoch trifft diese Annahme meistens nicht zu. Eine Übersäuerung ist auch bei Krebs von Bedeutung. Auf diesem Gebiet forschen inzwischen namhafte Wissenschaftler an mehreren Universitäten.

## Welche Bedeutung hat der pH-Wert des Harns?

**WIR HABEN BEREITS FESTGESTELLT, DASS UNSER KÖRPER DAFÜR SORGT, DASS DER PH-WERT DES BLUTES IMMER KONSTANT BLEIBT. DAS IST NICHT SELBSTVERSTÄNDLICH. DURCH STOFFWECHSELPROZESSE WERDEN STÄNDIG SAURE PRODUKTE GEBILDET. SIE GELANGEN INS BLUT UND SÄUERN ES AN.**

Unter Stoffwechsel verstehen wir alle Vorgänge, die die Aufnahme, den Transport und die Umwandlung von Stoffen, betreffen. Es gibt u. a. einen Energiestoffwechsel, einen Zuckerstoffwechsel, einen Aminosäurestoffwechsel usw.

**UM EINE GEFÄHRLICHE ANSÄUERUNG ZU VERHINDERN, BEFINDEN SICH IM BLUT SPEZIELLE SUBSTANZEN, DIE VOM GEWEBE STÄNDIG EINFLIESSENDE SAURE STOFFE ABFANGEN.**

Man spricht von der Pufferfunktion des Blutes. Das Blut stellt damit eine Pufferlösung dar. Es ist in der Lage, einen bestimmten pH-Wert konstant zu halten (hier 7,4), wenn Säuren oder Basen hinzukommen.

Hier beginnt bereits ein ernstes Problem. Die Pufferfunktion des Blutes ist begrenzt. Diese Begrenzung steht im Zusammenhang mit der Ent-

stehung einer Osteoporose.
Da die Osteoporose von großer Bedeutung ist, beschäftigen wir uns kurz mit dieser chronischen Erkrankung, auch wenn sie nichts mit Krebs zu tun hat.

## Säure-Basen-Haushalt und Osteoporose

**UM DEN PH-WERT DES BLUTES BEI 7,4 ZU HALTEN, MUSS DER ORGANISMUS STÄNDIG BASISCHE STOFFE ZUR VERFÜGUNG STELLEN, DA ES SONST FÜR IHN GEFÄHRLICH WIRD. KALZIUM IST EIN WICHTIGES ELEMENT, DAS FÜR DIESEN ZWECK BENÖTIGT WIRD. AUS DIESEM GRUND WIRD ZUR VERHINDERUNG DER ÜBERSÄUERUNG DES BLUTES KALZIUM AUS DEM SKELETTSYSTEM HERAUSGELÖST.**

**WIE ALLGEMEIN BEKANNT IST, BERUHT DIE OSTEOPOROSE (KNOCHENSCHWUND) AUF EINER ABNAHME VON KALZIUM AUS DEN KNOCHEN.**

Kalzium ist u. a. für den Aufbau und die Festigkeit der Knochen verantwortlich. Damit ist die latente Übersäuerung eine bedeutende Ursache der häufigsten Knochenerkrankung in Deutschland. Sie betrifft insbesondere Frauen nach der Menopause.

Die Übersäuerung hat noch weitere negative Folgen, die zu einem Kalziumverlust führen und damit zu einer Zunahme der Osteoporose beitragen. Die Knochen bleiben in ihrer Struktur nicht, wie man annehmen könnte, konstant. Sie passen sich in ihrer Statik (inneres Röhrensystem) ständig den unterschiedlichen Belastungen, denen der Körper ausgesetzt ist, an. So sorgen – je nach Belastung der Knochen – bestimmte Zellen (Osteoklasten) für einen ständigen Abbau und andere Zellen (Osteoblasten) für einen ständigen Aufbau der Knochenmasse. Die Ausgewogenheit dieser beiden Zellfunktionen wird durch eine chronische Übersäuerung gestört. Die Aktivität der aufbauenden Zellen verringert sich und die der abbauenden Zellen wird verstärkt.
Zudem wird durch eine Übersäuerung die Ausscheidung von Kalzium über die Nieren erhöht.

**WIE DIESE NEUEN ERKENNTNISSE ZEIGEN, IST EIN INTAKTER SÄURE-BASEN-HAUSHALT UNTER ANDEREM FÜR DIE GESUNDHEIT DER KNOCHEN ANZUSTREBEN.**

## Säure-Basen-Haushalt und Grundsubstanz

Um den Säure-Basen-Haushalt besser zu verstehen, müssen wir den Stoffaustausch (die Logistik) kennenlernen. Die Zellen der Organe werden mit den lebensnotwendigen Substanzen versorgt und

Abfallprodukte, die sie bilden, werden der Entsorgung zugeführt.

Abbildung 2 zeigt in der Mitte eine Kapillare als ein röhrenförmiges Gebilde und die umgebenden Organzellen, die in die Grundsubstanz eingebettet sind. Die Grundsubstanz steht im Mittelpunkt des Stoffaustausches. Sie wird in unseren weiteren Überlegungen eine ganz entscheidende Rolle spielen.
Das Blut fließt in hoher Geschwindigkeit durch die Kapillaren. Es versorgt die Zellen der Organe mit Nährstoffen, nimmt die von den Organzellen gebildeten „Abfallprodukte“ auf und führt sie der Ausscheidung zu. Bei den Kapillaren handelt es sich um die kleinsten Blutgefäße. Sie sind von einer einzelligen Schicht, der Endothelschicht, umschlossen. Die Endothelschicht hat viele Aufgaben. Von besonderer Bedeutung ist dabei die Regulierung der Durchlässigkeit für den Stoffaustausch.
In der Grundsubstanz ist auch das Immunsystem präsent, was sich durch die Gegenwart von Abwehrzellen zeigt. Kollagenfasern sorgen für die Aufrechterhaltung der Struktur. In der Grundsubstanz endende Nervenzellen sind über neuronale (das Nervensystem betreffende) Verknüpfungen mit übergeordneten zentralnervösen (zum Gehirn und Rückenmark gehörenden) und endokrinen Zentren (Drüsen, die Hormone in das Blut abgeben) verbunden. Das bedeutet, dass die Grundsubstanz auch geistigen und psychischen Einflüssen ausgesetzt ist.

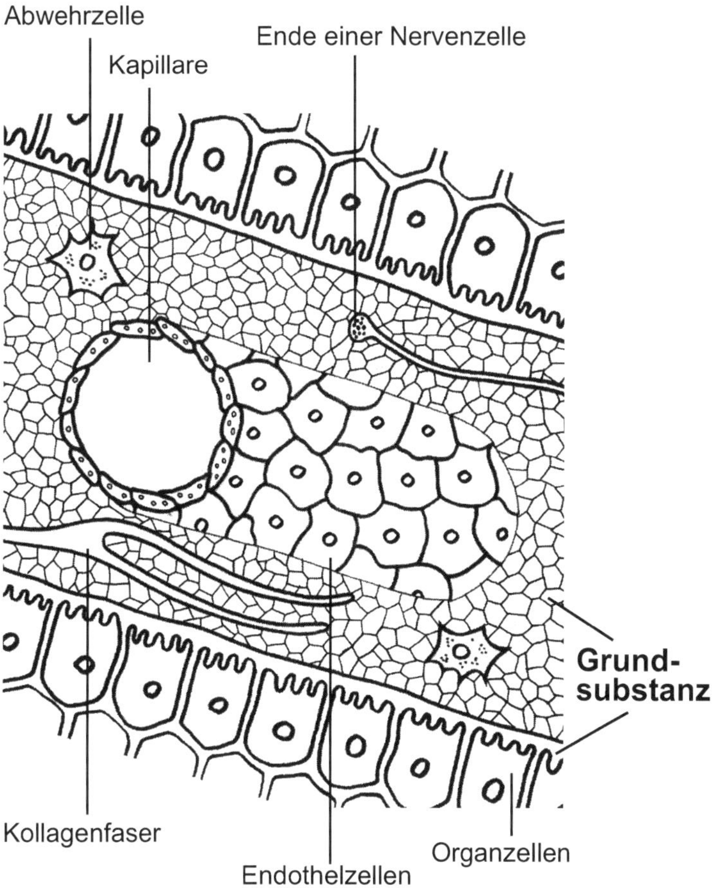


Abb. 2: Grundsubstanz – Bindeglied zwischen Blut und Organzellen

Bei der Vielzahl von Organzellen kann nicht jede

Zelle in direktem Kontakt mit den Kapillaren stehen, um von ihnen mit lebensnotwendigen Substanzen versorgt zu werden. Daher sind alle Zellen in die Grundsubstanz eingebettet. Die Grundsubstanz (Interzellularsubstanz, d. h. die Substanz zwischen den Zellen), verbindet nicht nur die Zellen untereinander, sondern auch die Zellen mit dem Gefäßsystem. Die Grundsubstanz ist (u. a.) für den Stofftransport zuständig.

In Abbildung 3 sind die physiologischen Vorgänge des Stofftransportes zu und von den Zellen dargestellt.
Das aus der Lunge kommende mit Sauerstoff angereicherte Blut gelangt in die sehr feinen Kapillaren. Der Sauerstoff wird an die Endothelzellen abgegeben, durchquert diese und gelangt in die Grundsubstanz. Nun diffundiert der Sauerstoff durch die Grundsubstanz zu den Gewebezellen. Diffusion ist ein physikalischer Vorgang, bei dem sich sehr kleine Teilchen (Moleküle) von einer höheren in Richtung niedriger Konzentration bewegen.
Den entgegengesetzten Weg nimmt das Kohlendioxid ($CO_2$). Es liegt im Gewebe in hoher Konzentration vor und diffundiert über die Grundsubstanz in das $CO_2$-ärmere Blut.
Die gleiche Wegstrecke legen Nährstoffe, Vitamine etc. und natürlich auch die sekundären Pflanzenstoffe mit ihren Anti-Krebs-Substanzen zurück.

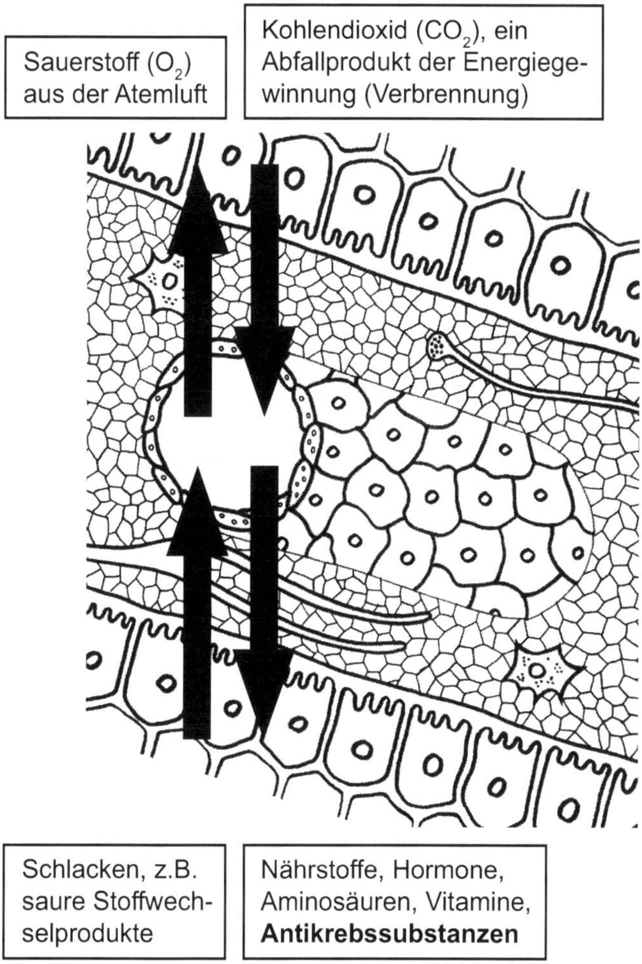


Abb. 3: Stofftransport Blut/Gewebe
über die Grundsubstanz

In umgekehrter Richtung gelangen über die Grundsubstanz (meist saure) Schlacken in den Blutkreislauf. Die Ausscheidung findet über die Nieren, den Darm, die Lunge und die Haut statt.

## Die Grundsubstanz

Die Grundsubstanz können wir uns als ein Gel vorstellen. Es besteht aus zwei Komponenten: aus Wasser und aus einem dreidimensionalen Netz großer Moleküle. Deren Hauptbestandteile sind miteinander verbundene Proteine und Zucker.

Der netzförmige Teil des Gels ist im submikroskopischen Bereich (im Mikroskop nicht erkennbar) höchst komplex strukturiert. Er besteht aus einem sich ständig verändernden, vielfältigen Tunnelsystem, dessen Innenseiten fettlöslich (lipophil) und dessen Außenseiten wasserlöslich (hydrophil) sind. Dementsprechend lagern sich fettlösliche oder wasserlösliche Substanzen ein. Insgesamt stellt die Grundsubstanz ein Netz dar, das in Wasser eingelagert ist und als ein Molekularsieb wirkt.
Dieses Sieb kann durch saure Stoffwechselprodukte verstopft sein, was den Stofftransport einschränkt. Hier ist der Ort der latenten Übersäuerung.
Von größter Bedeutung ist die Einflussnahme der eingelagerten Substanzen auf die vielfältigen bio-

chemischen Abläufe in der Grundsubstanz. Hierzu ein paar Beispiele. Es wurde beschrieben, dass in der Grundsubstanz „fettlösliche“ (lipophile) und „wasserlösliche“ (hydrophile) Komponenten vorliegen. An diese lagern sich fettlösliche bzw. wasserlösliche Substanzen an. Hierzu gehören durch den Stoffwechsel produzierte Schlacken und Umweltgifte.

**WIR TRAGEN STÄNDIG EINEN „GIFTVORRAT“ IN UNS, VON DEM SICH IMMER WIEDER ETWAS LÖST, DURCH DAS BLUT AUF DEN GESAMTEN ORGANISMUS VERTEILT WIRD UND SICH IN VIELEN ORGANEN SCHÄDIGEND AUSWIRKT. ZU DEN UMWELTGIFTEN GEHÖREN AUCH DIE PESTIZIDE.**
**DAS PROBLEM BESTEHT IN DER „SIEBFUNKTION“ DER GRUNDSUBSTANZ. GIFTSTOFFE ALLER ART (LIPOPHIL UND HYDROPHIL) PASSIEREN NICHT SO OHNE WEITERES DAS „GRUNDSUBSTANZ-SIEB“ UND VERSCHWINDEN DANN WIEDER. SIE WERDEN IN DIESEM SIEB AUFGEFANGEN UND VERBLEIBEN ZUNÄCHST DORT. IN DER GRUNDSUBSTANZ ERFOLGT IHRE KONZENTRATION. MAN NENNT DIESEN VORGANG KUMULATION. DIE GIFTSTOFFE LIEGEN DAHER IN DER GRUNDSUBSTANZ IN VIELFACH GRÖSSERER MENGE VOR, ALS SIE IN DER NAHRUNG, NACHWEISBAR SIND.**

Wenn man bedenkt, dass in der EU ca. 168 Pestizide offiziell erlaubt sind, die krebserregende, giftige und / oder mutagene Eigenschaften haben („Welt der Wunder“, 5/08), dann wird uns klar, wie gesundheitsgefährdend unsere Ernährung auch aus dieser Sicht ist.

**NUN ERKENNEN WIR EIN MISSVERSTÄNDNIS. UNS WIRD SUGGERIERT: „DIE SPRITZMITTELRÜCKSTÄNDE BEI DEM VON UNS KONSUMIERTEN OBST UND GEMÜSE LIEGEN IN EINER SO NIEDRIGEN KONZENTRATION VOR, DASS KEINE DIE GESUNDHEIT BEEINTRÄCHTIGENDE WIRKUNG ZU ERWARTEN IST“. DIESE VORSTELLUNG WIRD DURCH GESETZLICH VORGESCHRIEBENE GRENZWERTE GESTÜTZT.**
**DIE KUMULATION UND DIE DAMIT VERBUNDENE LANGZEITWIRKUNG AUF DEN ORGANISMUS STELLEN DAS EIGENTLICHE PROBLEM DER IN KLEINEN MENGEN AUFGENOMMENEN GIFTE DAR.**
**UNTER DEN IN DER GRUNDSUBSTANZ UND IN UNSEREM FETTGEWEBE „ABGELAGERTEN“ GIFTEN BEFINDEN SICH AUCH SOLCHE, DIE FÜR DIE ENTSTEHUNG VON KREBS VERANTWORTLICH SIND.**

Aus diesen Erkenntnissen resultiert die dringende Forderung, Bio-Gemüse und Bio-Obst einzukaufen und zur Herstellung von Säften zu verwenden. Eine grundsätzliche Sicherheit wird es nicht geben. Studien haben allerdings gezeigt, dass die Belastung der Bio-Produkte im Vergleich zu konventionellen Erzeugnissen sehr viel geringer

ist.
Die in der Grundsubstanz gespeicherten Umweltgifte haben noch einen weiteren negativen Effekt. Sie bilden die Basis für „oxidativen Stress". Wir wissen, dass er in der Form von Sauerstoffradikalen als Auslöser für vorzeitiges Altern, viele degenerative Erkrankungen und auch für Krebs anzusehen ist.
Eine „gesunde" Grundsubstanz hat auch selbst antioxidative Eigenschaften. Wird diese Funktion durch Einlagerungen beeinträchtigt, ist die antioxidative Kraft vermindert. Als Folge nimmt die Präsenz von Sauerstoffradikalen zu.

In dieser Darstellung können nur wenige Vorgänge, die in der Grundsubstanz ablaufen, geschildert werden.
Ein wichtiger Gesichtspunkt soll zum Schluss in Betracht gezogen werden. Es geht noch einmal um Krebs und Erbanlagen. Gene sind in ihren Wirkmöglichkeiten nicht autonom. Ihre Aktivität wird auch von Botenstoffen beeinflusst. Ursprung vieler Botenstoffe ist die Grundsubstanz selbst, oder sie werden von außen herangetragen und müssen die Grundsubstanz passieren. Eine mit Giften überladene Grundsubstanz kann Fehlregulationen der Gene auslösen.
Damit wird die Frage aufgeworfen, ob wir etwas tun können, wenn Krebs „in der Familie liegt", d.h. wenn möglicherweise eine Prädisposition (erbliche, genetische Veranlagung) vorliegt. Auch in diesen Fällen lohnt es sich, im Sinne des hier Beschrieben aktiv zu werden.

Leider ist alles komplizierter und vielfältiger als es hier geschildert wurde.
Die gute Botschaft lautet jedoch:
Um den Säure-Basen-Haushalt in Balance zu bringen und zu halten, braucht man ihn nicht im Detail zu verstehen.
Was zu tun ist, lässt sich wie folgt zusammenfassen:

**SCHRÄNKEN SIE DEN PROTEINKONSUM (FLEISCH- UND MILCHPRODUKTE) GANZ BEWUSST EIN (SIE MÜSSEN KEIN VEGETARIER WERDEN!). REDUZIEREN SIE ZUCKER- UND WEISSMEHLPRODUKTE.**
**TRINKEN SIE TÄGLICH „EINE GUTE PORTION" GEMÜSESAFT. ALKALISIEREND WIRKEN SOGAR GEMÜSESÄFTE „AUS DER FLASCHE", AUCH WENN DIE SEKUNDÄREN PFLANZENSTOFFE WEITGEHEND ZERSTÖRT SIND (AUSNAHME: TOMATENSAFT).**
**ALKALISIERENDE MINERALPRÄPARATE (BASENPULVER) BEEINFLUSSEN DEN SÄURE-BASEN-HAUSHALT GÜNSTIG. MIT DIESEN PRÄPARATEN WERDEN DEM KÖRPER GLEICHZEITIG WERTVOLLE MINERALIEN (U. A. KALIUM, KALZIUM, MAGNESIUM UND SPURENELEMENTE) ZUGEFÜHRT.**

Der leicht alkalische Harn zeigt an, dass keine neuen sauren Schlacken in die Grundsubstanz eingelagert werden. Im Laufe der Zeit werden außerdem bereits abgelagerte Schlacken langsam gelöst und über das Blut abtransportiert. Dieser Prozess dauert sehr lange. Zur ausreichenden Ausscheidung der gelösten Abfallprodukte trinken Sie viel Wasser.

**BEDENKEN SIE, DASS NACHHALTIGE EFFEKTE ERST NACH VIELEN MONATEN ZU ERWARTEN SIND.**

## Ein gestörter Säure-Basen-Haushalt – Ursache für viele Erkrankungen

Ein richtig eingestellter Säure-Basen-Haushalt ist für die Gesundheit eines jeden Menschen von größter Bedeutung. Die Erfahrungsmedizin beschreibt Besserungen bei sehr vielen Krankheitsbildern. Außer der bereits erwähnten Osteoporose spielt eine latente Übersäuerung des Organismus eine entscheidende Rolle, u. a. bei Gicht, Allergien (auch Asthma), Ekzemen, Arthrosen und Bronchitiden. Typische Symptome sind u. a. chronische Müdigkeit, Schwindel, kalte Füße, Kältegefühl im Körper und Ohrgeräusche. Eine typische Folgeerscheinung ist eine ständige Gereiztheit. Wenige Tage einer Entsäuerung werden die Stimmungslage entscheidend verbessern, und damit auch die Lebensqualität. Bei depressiven Verstimmungen, die im Alter auftreten, spielt die jahrelange Übersäuerung eine entscheidende Rolle.
In seinem Buch „Übersäuerung – Krank ohne Grund?“ beschreibt Norbert Treutwein eine Viel-

zahl säurebedingter Erkrankungen und gibt wertvolle Hinweise zur Beeinflussung des Säure-Basen-Haushaltes (Literaturhinweis – siehe am Ende des Buches).

Zu bedenken ist, dass die immer wieder geschilderten Verbesserungen einer sehr langen und umfangreichen Erfahrung entspringen. Sie sind zum Teil jedoch nicht durch moderne klinische Studien (doppelblind usw.) abgesichert. Es wurde allerdings schon auf Folgendes hingewiesen: Das Fehlen moderner klinischer Studien ist kein Beweis dafür, dass die auf Erfahrung basierenden Erkenntnisse nicht zutreffen. Inzwischen werden die in der Erfahrungsmedizin lange erkannten Zusammenhänge durch die neuesten Forschungsergebnisse immer wieder bestätigt.

Dennoch erfolgt hier ausdrücklich folgender Hinweis: Die hier und in vielen Büchern geschilderten Erkrankungen, die im Zusammenhang mit einer latenten Übersäuerung als gut behandelbar genannt werden, benötigen immer eine professionelle Behandlung (man denke z. B. an Asthma bronchiale). Zusätzlich zur medizinischen Behandlung wird allerdings die Regulierung des Säure-Basen-Haushaltes eine langfristige Besserung und in vielen Fällen sogar eine Heilung bewirken.

# 14. Die Bedeutung des Säure-Basen-Haushaltes bei Krebs

## Warum ist ein „gesunder" Säure-Basen-Haushalt bei bestehender Krebserkrankung und zur Vermeidung von Krebs so wichtig?

Viele Gründe sprechen dafür.

1. Der saure pH-Wert des Gewebes und der Grundsubstanz fördert das Krebswachstum.

- **KREBSZELLEN VERMEHREN SICH IM SAUREM MILIEU AGGRESSIVER ALS IN EINEM NEUTRALEN BZW. LEICHT ALKALISCHEN UMFELD.**
- **KREBSPATIENTEN SIND ERFAHRUNGSGEMÄSS ÜBERSÄUERT.**

Hierzu einige Erläuterungen.

Die Zellen höherer Organismen benötigen zur Energiegewinnung Sauerstoff. Schon 1924 beschrieb der Biochemiker Otto Heinrich Warburg, dass Krebszellen ihre benötigte Energie weitgehend ohne Sauerstoff (durch Vergärung von Traubenzucker) gewinnen können. Als Produkt dieser sauerstofffreien Energiegewinnung fällt Milchsäure an. Die hierbei entstehende linksdrehende Milchsäure wird im Gegensatz zur rechtsdrehenden Milchsäure vom Körper sehr langsam abgebaut. Sie schafft um die Krebszellen ein fortwährend saures Milieu. Krebszellen sind folglich an eine saure Umgebung bestens angepasst. Eine Übersäuerung des Organismus ist damit für das Krebsgewebe unproblematisch und fördert sogar das Wachstum. Für das gesunde, insbesondere das den Krebs umgebende Gewebe stellt die Übersäuerung ein großes Problem dar.

2. Sauerstoffmangel – für Krebszellen kein Problem

Ein weiterer Vorteil des Gärungsstoffwechsels für Krebszellen besteht darin, dass sie sich auch bei Sauerstoffmangel vermehren können. Eine Mangelsituation tritt auf, da das Gefäßsystem einer Krebsgeschwulst (trotz der beschriebenen Angiogenese) nicht so perfekt organisiert ist wie das der gesunden Organe. Ein Sauerstoffmangel hat für normale Körperzellen verheerende Folgen. Für Krebszellen, die auf Energiegewinnung ohne oder mit verminderter Sauerstoffzufuhr umgestellt haben, bedeutet dies kein Problem.

Warburg schloss aus seinen Experimenten, dass er den Mechanismus der Krebsentstehung gefunden habe. Wie es allerdings zum Ausfall der normalen Energiegewinnung unter Sauerstoffverbrauch kommt, konnte er nicht erklären.
Jenaer und Potsdamer Wissenschaftlern ist es nun gelungen, einen Beweis für die Richtigkeit der Warburg-Hypothese zu liefern. Die Forscher fanden eine Möglichkeit, Krebszellen zu zwingen, wieder normal mit Sauerstoff zu atmen, also auf oxidativen Stoffwechsel umzustellen. Die so behandelten Krebszellen verloren ihre Bösartigkeit.
Der Forschungsleiter (Professor Ristow) fasste die Ergebnisse wie folgt zusammen: „Der Tumor hört im Prinzip auf zu wachsen, weil er gegen seinen Willen vermehrt Sauerstoff verbraucht."
Umgekehrt führte eine Ausschaltung des sauerstoffverbrauchenden Stoffwechsels dazu, dass gesunde Leberzellen von Mäusen anfingen, sich wie Krebszellen zu vermehren.
Zur Zeit wird versucht, die Frage zu beantworten, ob die hier beschriebenen Vorgänge für alle Krebsarten gelten.

### 3. Krebspatienten müssen Zucker meiden

Eine sehr bedeutsame Konsequenz ergibt sich aus einer Energiegewinnung von Krebszellen ohne Sauerstoff.
Um ein bestimmtes Quantum Energie zu gewinnen, braucht die Gärung 19mal mehr Zucker als die Verbrennung mit Sauerstoff.

**ZUM ÜBERLEBEN UND ZUR VERMEHRUNG BENÖTIGT DIE KREBSZELLE FOLGLICH 19-MAL MEHR ZUCKER IM VERGLEICH ZUR GESUNDEN ZELLE.**

**WIR VERSTEHEN NUN BESSER DIE „SUCHT" DER KREBSZELLEN NACH ZUCKER, DER STÄNDIG DEM BLUT ENTZOGEN WIRD. DER PERMANENT AN ZUCKERMANGEL LEIDENDE ORGANISMUS SIGNALISIERT DIES DEM GEHIRN DES KREBSPATIENTEN. DIE FOLGE IST EIN STARKES VERLANGEN NACH SÜSSIGKEITEN.**

Daraus folgt:

A) **KREBSPATIENTEN SOLLEN UNBEDINGT ZUCKERARTEN MEIDEN, DIE SCHNELL VOM GEWEBE AUFGENOMMEN WERDEN (VIEL INSULIN FREISETZEN). DAZU GEHÖREN AUCH WEISSMEHLPRODUKTE.**

B) **GEMÜSESÄFTE ENTHALTEN WENIG ZUCKER, UND DIE KOHLENHYDRATE, DIE SIE ENTHALTEN, SIND SO BESCHAFFEN, DASS SIE NICHT UNMITTELBAR VON DEN KREBSZELLEN AUFGENOMMEN WERDEN KÖNNEN.**

C) **ZUCKERFREIE KOST ERSCHWERT KREBSZELLEN DAS ÜBERLEBEN.**

## D) ZUCKERFREIE KOST WIRKT EINER ÜBERSÄUERUNG DES KÖRPERS ENTGEGEN.

4. In einer übersäuerten Grundsubstanz sammeln sich u. a. Krebsgifte

Das Wichtigste über die Grundsubstanz wurde bereits geschildert, u. a. die Ansammlung (Kumulation) von Schadstoffen. Unter diesen befinden sich auch Schadstoffe, die krebserzeugend sind (Nitrosamine, Aflatoxine, Nitrate, Schwermetalle, radioaktive Substanzen, Pestizide usw.).

**DIESE SCHADSTOFFE WIRKEN PERMANENT IN DEM GEWEBE, DAS SIE GESPEICHERT HAT. HINZU KOMMT, DAS SICH KLEINE MENGEN IMMER WIEDER LÖSEN UND INS BLUT GELANGEN. DADURCH WIRD DIE ENTSTEHUNG VON KREBS (AUCH IN ENTLEGENEN KÖRPERREGIONEN) GEFÖRDERT.**

5. In einer übersäuerten, mit Giften angereicherten Grundsubstanz bilden sich viele Sauerstoffradikale

**DIE IN DER GRUNDSUBSTANZ ANGEREICHERTEN GIFTSTOFFE ERZEUGEN SAUERSTOFFRADIKALE, DIE WIEDERUM ÜBER VERÄNDERUNGEN DER ERBSUBSTANZ DAS KREBSRISIKO ERHÖHEN.**

6. Es gibt viele Gründe, warum ein intakter Säure-Basen-Haushalt für unsere Gesundheit gene-

rell, aber auch für die Krebsprävention und vor allem bei bestehendem Krebs wichtig ist.

Hierzu gehört, dass Immunzellen bei einer latenten Übersäuerung gelähmt werden. Ebenso werden Enzyme, die Lebensprozesse steuern, bei einem veränderten pH-Wert in ihrer Funktionsfähigkeit elementar gestört.

Die genannten Argumente reichen aus, um die Bedeutung des Säure-Basen-Haushaltes zu erkennen. Es ist zu bedenken, dass in der Realität der Säure-Basen-Haushalt und alles, was mit ihm zusammenhängt, viel komplizierter ist als in diesen Ausführungen geschildert.

## Zwei wichtige Gesichtspunkte zum Abschluss des Kapitels Säure-Basen-Haushalt

1. Wie wirkt sich saures Obst auf den Säure-Basen-Haushalt aus?

**ES WIRD BEHAUPTET, SAURES OBST SOLLE MAN PRINZIPIELL MEIDEN, DA ES DEN KÖRPER ÜBERSÄUERE. DIESE BEHAUPTUNG IST FALSCH.**

Als Beispiel kann hier der Apfelwein dienen.

Apfelwein schmeckt sauer und sein pH-Wert ist sauer. Der Genuss von einem Glas Apfelwein zeigt nach ein bis zwei Stunden einen interessanten Effekt. Der Harn hat die Tendenz, alkalisch zu reagieren. Daraus können wir schließen, dass der saure Apfelwein, während er den Körper passiert, eine Alkalisierung bewirkt. Leider ist zu wenig bekannt, dass sich Äpfel, frisch gepresster Apfelsaft, Apfelwein und sogar Apfelessig (in kleinen Mengen) alkalisierend auf den Säure-Basen-Haushalt auswirken. Gleiches gilt übrigens für Zitronen, Apfelsinen und anderes saures Obst. Bemerkenswert in diesem Zusammenhang ist folgende Beobachtung: Der pH-Wert des Harns reagiert bei einer großen Trinkmenge von Apfelwein sauer.

Die alkalisierende Wirkung von sauren Früchten wird in der Literatur oft den Mineralien zugeschrieben, die sie enthalten. Dies erscheint plausibel, jedoch ist es eine unvollständige Begründung. Bei der Alkalisierung durch organische Säuren liegen chemische Vorgänge vor. Diese zu verstehen ist für unsere Überlegungen nicht so wichtig.

**WICHTIG IST ZU WISSEN: ANORGANISCHE (STARKE) SÄUREN (PHOSPHORSÄURE, SALZSÄURE) SÄUERN DEN ORGANISMUS AN, WÄHREND ORGANISCHE (SCHWACHE) SÄUREN IN OBST DAS GEGENTEIL, ALSO EINE ALKALISIERUNG, BEWIRKEN.**

Die alkalisierende Wirkung des Apfels (neben Vitaminen, Enzymen, Mineralien usw.) ist ganz sicher einer der Gründe für das englische Sprichwort: „Ein Apfel am Tag hält den Doktor fern“. Dies gilt auch für den „vergorenen“ Apfelsaft, den Apfelwein, nicht aber für das gekochte Apfelmus.

2. Erwarten Sie am Beginn einer Normalisierung des Säure-Basen-Haushaltes nicht zu viel

Eine zweite oftmals zu lesende, auch hier erwähnte Meinung soll nun kritisch betrachtet werden. Bereits kurz nach Beginn einer „Entsäuerung“ fühlt man sich sehr viel wohler.
Die Ablagerungen saurer Stoffwechselprodukte in der Grundsubstanz werden sich nicht in kürzester Zeit auflösen. Sie sind dadurch charakterisiert, dass sie schwer löslich sind. Sie lösen sich langsam durch eine Alkalisierung auf, gelangen ins Blut und können damit anfänglich sogar zu einem Unwohlsein führen.

Eine positive Wirkung auf die Psyche nach Beginn einer Nahrungsumstellung wird allerdings immer wieder beobachtet. Wie ist dieser Widerspruch zu verstehen? Das Wohlfühlen ist einerseits auf die „akute“ Entsäuerung zurückzuführen. Als rein psychologischer Effekt kommt die (begründete!) Hoffnung hinzu, einen Weg gefunden zu haben, wieder gesund zu werden. Damit beruht das schnelle Eintreten des „Sich-wohler-Fühlens“ unter anderem auf einem Placeboeffekt. Dieser positive psychologische Effekt bei einer Entsäue-

rung wird erfahrungsgemäß nur kurzzeitig anhalten.
Wir kennen aus der Naturheilkunde die so genannte Erstverschlimmerung. Diese tritt ganz sicher auf, wenn sehr konsequent mit einer Entsäuerung begonnen wird. Chronische Entzündungsprozesse werden möglicherweise einige Tage nach Beginn der Maßnahmen aktiviert und werden damit zu einem vorübergehenden Problem. Nach einigen Tagen kann ein Herdgeschehen am Zahnfleisch schlimmer werden. Möglicherweise entsteht eine akute Entzündung, die jedoch meistens ohne jede weitere Behandlung wieder verschwindet. Ähnliches wird des Öfteren an Gelenken beobachtet. Sie werden selbst entscheiden, ob Sie medizinische Hilfe in Anspruch nehmen müssen. Falls es nicht zu schlimm wird, ignorieren Sie diese Erstverschlimmerung. Diese Erscheinungen verschwinden in den meisten Fällen nach ein bis zwei Tagen. Zu Beginn einer Entsäuerung wird auch über das vermehrte Auftreten von Wadenkrämpfen berichtet. Diese lassen wieder nach. Die zusätzliche Einnahme von Mineralien (u. a. Magnesium, Kalzium) wirkt unterstützend bei Wadenkrämpfen und Mineralmangel. Speziell gegen Übersäuerung werden diese Mineralien in Form von „Basenpulver“ oder „Basentabletten“ angeboten.

**DIE ERSTVERSCHLIMMERUNG WIRD BEWUSST BETONT, UM FALSCHEN ERWARTUNGEN ENTGEGENZUWIRKEN. ANSONSTEN KÖNNTE ES MÖGLICHERWEISE ZU EINEM**

**VERFRÜHTEN ABBRUCH DER MASSNAHMEN KOMMEN. IN DER NATURHEILKUNDE WIRD DIE ERSTVERSCHLIMMERUNG POSITIV BEWERTET. SIE KANN ALS HINWEIS ANGESEHEN WERDEN, DASS DIE KÖRPEREIGENE ABWEHR DEN KAMPF GEGEN CHRONISCHE PROZESSE BEGONNEN HAT.**

Es liegt eine „unspezifische" Aktivierung vor, mit der der Gesundungsprozess eingeleitet wird.

## Zusammenfassend noch einmal die wichtigsten Maßnahmen gegen eine latente Übersäuerung

1. Reduzieren Sie die genannten säureliefernden Nahrungsmittel
2. Tägliches Trinken frischer Gemüsesäfte wirkt sich positiv auf den Säure-Basen-Haushalt aus (anhand der Harnkontrolle überprüfbar)
3. Unterstützen Sie die Entsäuerung durch Zufuhr basenbildender Mineralien
4. Trinken Sie viel Wasser, das unterstützt die Ausscheidung der Abfallprodukte über die Nieren

# Teil IV

# Psyche und Krebs

# 15. Grundlagen zum Thema Psyche und Krebs

## Grundsätzliche Überlegungen zur Psyche

Eine Diskussion über die Psyche fällt vielen Menschen schwer. Bekannte kluge Köpfe wie C.G. Jung und Sigmund Freud haben über die Psyche komplizierte Abhandlungen veröffentlicht. Für viele ist die Psyche dennoch eine unbekannte Größe geblieben.
Was ist eigentlich Psyche? Jeder hat sie und niemand kann sie erklären. Was hat die Psyche mit Geist und Seele zu tun? Auch zu dieser Fragestellung gibt es derzeit keine allgemein verständliche Erklärung.
Aus diesem Grunde wollen wir uns mit der materiellen Basis geistigpsychischer Prozesse beschäftigen, soweit sie erfassbar ist.

**DIE MATERIELLE BASIS UNSERES DENKENS UND FÜHLENS SIND BIOELEKTRISCHE PROZESSE, DIE IN UNSEREM GEHIRN ABLAUFEN.**

Erlebnisse und Gedanken werden im Gehirn gespeichert. Noch weiß man nicht genau, wie unser Informationsspeicher (ähnlich einer Festplatte), den wir Gedächtnis nennen, chemisch und physikalisch funktioniert.
Es gibt Hinweise dafür, dass alles, was wir erleben, in unserem Gehirn für immer gespeichert wird. Wir können uns allerdings nicht an alles erinnern. Man kann es als einen Selektionsvorteil ansehen, dass wir uns nicht ständig an alle gespeicherten Einzelheiten unserer Vergangenheit erinnern können.
Auch wenn wir es nicht wahrnehmen, sind die gespeicherten Gedächtnisinhalte aktiv. Sie werden unterbewusst bearbeitet. Jeder hat schon einmal erlebt, dass er die Lösung für ein alltägliches Problem findet, ohne in diesem Moment darüber nachgedacht zu haben. Das Unterbewusstsein hat in solchen Fällen, ohne dass es uns bewusst wurde und ohne dass wir einen aktiven Beitrag geleistet haben, eine Lösung erarbeitet. Es ist uns „eingefallen".

**DIE BIOELEKTRISCHEN AKTIVITÄTEN IM GEHIRN, DIE DIE MATERIELLE GRUNDLAGE FÜR DIE BEWUSSTEN UND UNTERBEWUSSTEN GEISTIG-PSYCHISCHEN VORGÄNGE DARSTELLEN, KÖNNEN WIR UNS ALS SPEZIFISCHE**

## BIOELEKTRISCHE AKTIVITÄTSMUSTER VORSTELLEN.

Der Forschung gelingt es inzwischen, Regionen im Gehirn, in denen solche Aktivitätsmuster in Abhängigkeit von unterschiedlichen Inhalten (Angst, Freude usw.) existieren, zu lokalisieren.

Wie sich psychische Reaktionen wie z. B. beängstigender Stress als bioelektrische Aktivitätsmuster über das Hormonsystem auf körperliche Prozesse wie z. B. die Immunität auswirken, ist inzwischen gut erforscht.

Wenn wir uns in der Folge mit der Psyche und psychischen Vorgängen beschäftigen, dann sind die bioelektrischen Aktivitätsmuster im Gehirn gemeint. Diese entstehen entweder spontan (scheinbar ohne Ursache) oder durch Erlebnisse. Sie werden in unterschiedlichen Regionen des Gehirns „verarbeitet".
Das Resultat dieses „Informationsverarbeitungssystems" wird entweder direkt durch Nervenbahnen (bioelektrisch) oder indirekt durch Botenstoffe (z. B. Hormone) über das Blut zu den Körperzellen weitergeleitet. Auf diese Weise wirkt unsere Psyche ständig auf Körperfunktionen ein. Dadurch hat die Psyche (spezifische bioelektrische Aktivitätsmuster!) einen entscheidenden Einfluss auf unsere Gesundheit, Krankheit und auch auf Genesungsprozesse.

## Psyche und Krebs

Über die Bedeutung der Psyche bei Krebs gehen die Meinungen der Experten weit auseinander. Immer wieder erscheinen Publikationen, die sich gegen, und andere, die sich für den Einfluss der Psyche auf das Krebsgeschehen aussprechen. Beim Lesen solcher Publikationen stellt man fest, dass die Autoren fast immer von ihren Ergebnissen und den daraus resultierenden Schlussfolgerungen absolut überzeugt sind. Wenn die Publikationen genauer „unter die Lupe" genommen werden, finden sich allerdings immer wieder Schwachstellen in der Anlage oder in der Ausführung der Studien.

Wer zu beweisen versucht, dass die Psyche einen – wie auch immer gearteten – Einfluss auf das Krebsgeschehen hat oder eben nicht hat, stößt auf größte Schwierigkeiten.

1. Es ist davon auszugehen, dass psychischer Stress niemals alleiniger Auslöser einer Krebserkrankung ist. Psychischer Stress ist nur einer von vielen Faktoren, die Krebs fördern können. Damit ist sein Einfluss nicht zu quantifizieren (in Zahlen zu fassen).

2. Den „Standard-Krebspatienten", der für statistische Zwecke eigentlich benötigt wird, gibt es auch in Bezug auf die Psyche nicht. Die Menschen unterscheiden sich in der Psyche ganz

erheblich. Kein Labor und keine noch so ausgeklügelten Fragebögen können exakte Aussagen über die Psyche eines Menschen machen. Die Unterschiede beruhen darauf, dass jeder im Laufe seines Lebens andere Erlebnisse hatte, die in seinem Gehirn gespeichert sind. Diese gespeicherten Gedächtnisinhalte beherrschen unser Denken und Handeln auf nicht direkt wahrnehmbare Weise, d. h. über das Unterbewusstsein. Auch wenn wir uns nicht mehr an sie erinnern, beeinflussen gespeicherte Erlebnisse unsere psychischen Reaktionen elementar. Dies gilt insbesondere für frühkindliche Erlebnisse. Wenn wir dies berücksichtigen, ist einzusehen, wie schwer es ist, den weitgehend unbekannten Teil unseres Wesens, die Psyche, wissenschaftlich korrekt zu beurteilen.

3. Die Folge ist, dass gleiche Ereignisse von Mensch zu Mensch unterschiedlich „psychisch verarbeitet" werden. Für den einen Menschen kann eine Stresssituation als so genannter Eustress (positiv empfundener, motivierender Stress) gesundheitsfördernd wirken, während sich die gleiche Stresssituation für einen anderen Menschen als Distress (überfordernder, bedrohlicher Stress) negativ auf die Gesundheit auswirkt.

## Extreme Fälle geben Anhaltspunkte

Als Basis der folgenden Erörterung wurden extreme Formen der Krebsheilung, so genannte Spontanheilungen, gewählt, von denen viele Fälle weltweit dokumentiert sind. Es handelt sich um Krebspatienten, die als unheilbar galten und weitgehend ohne medizinische Behandlung in kurzer Zeit von ihrer Krebserkrankung befreit wurden. In diesen Fällen waren offensichtlich positive Vorstellungen (innere Bilder, d. h. bioelektrische Aktivitätsmuster) Auslöser der Heilung.

Die gewählten Beispiele stellen Extremfälle dar. Sie waren so sensationell, dass über sie in vielen Zeitungen der Welt berichtet wurde.

Die Betrachtung dieser Fälle legt nahe, dass psychische Vorgänge das Krebsgeschehen positiv beeinflussen können. Man kann davon ausgehen, dass bei einer negativen Beeinflussung, d. h. der Förderung einer Krebsentstehung durch die Psyche, die gleichen Mechanismen wirken.

## Drei beispielhafte Spontanheilungen

Es werden drei Spontanheilungen beschrieben. Der dritte Fall nimmt eine aufschlussreiche Sonderstellung ein. Es wird über eine Heilung berichtet, die eine hervorragende Wissenschaftlerin erlebt hat. Sie erklärt in einem von ihr verfassten

Buch (Literaturhinweis am Ende des Buches), hauptsächlich durch eine Veränderung ihrer Essgewohnheiten krebsfrei geworden zu sein. Aller Wahrscheinlichkeit nach ist diese Spontanheilung jedoch auf eine veränderte psychische Verfassung zurückzuführen. Dieser Fall lässt Schlüsse auf die Bedeutung der Psyche, zusammen mit einer besonderen Ernährungsweise, für eine Spontanheilung zu.

**Bericht Nr. 1:**

**Der Fall des Herrn Wright**
– Bericht aus den 50er-Jahren

- Herr Wright hat Lymphknotenkrebs im Endstadium.
- Er liest in einer Boulevardzeitung: „Sensationelles Mittel gegen Krebs gefunden". Dieses Mittel hat den Namen Krebiozen.
- Der Test des Medikamentes erfolgt in der Klinik, in der Herr Wright zuvor behandelt wurde.
- Herr Wright erreicht, dass er mit Krebiozen behandelt wird, obwohl die Ärzte keine Hoffnung haben.
- Innerhalb weniger Tage wird Herr Wright gesund.
- In dem Arztbericht steht: „Die Tumore waren geschmolzen wie Schneebälle in einem heißen Ofen".
- Ein Artikel in der Zeitung entlarvt Krebiozen als medizinischen Irrtum. Herr Wright fühlt sich nach

dem Lesen dieses Berichtes elend. Er entwickelt binnen kürzester Zeit die alten Symptome.
- Der behandelnde Arzt entschließt sich nun zu einem Experiment: Er erklärt Herrn Wright (wider besseres Wissen), Krebiozen wirke doch, habe aber nur eine kurze Haltbarkeit. Ab dem folgenden Tag stehe ein frisches, noch wirksameres Produkt zur Verfügung.
- Herr Wright bekommt wiederum Krebiozen.
- Die Wirkung übertrifft alle Erwartungen. Herr Wright wird zum zweiten Mal gesund.
- Wenige Monate später erfährt Herr Wright in einem Abschlussbericht der Studie, Krebiozen habe keine Wirkung.
- Herr Wright erkrankt erneut und stirbt einige Tage später.

**Bericht Nr. 2:**

In der WELT am SONNTAG erschien am 16. Oktober 1988 ein Artikel mit der Überschrift: „Bilder der Phantasie vermögen den Körper zu steuern“

**Die Chance des kleinen Glenn**

- Ein kleiner Junge im Vorschulalter hat einen Gehirntumor.
- Dieser ist inoperabel und unheilbar.
- Er wird nach Hause geschickt, da man nichts mehr für ihn tun kann.
- Der weiterhin betreuende Arzt empfiehlt dem Jungen: „Stell dir Raumfahrzeuge vor, die den

großen, grauen und stummen Tumor beschießen.

- Der Junge hat eine ausgeprägte Fantasie und befolgt den Rat sehr intensiv.
- Ein paar Monate später erklärt der Junge: „Der Tumor ist weg, er tut mir nicht mehr weh."
- Der Wunsch des Vaters, eine neue Untersuchung durchzuführen, wird mit der Begründung abgelehnt, dass dieser Tumor als unheilbar gilt.
- Glenn fühlt sich wohl. Er hat sich so gut entwickelt, dass er inzwischen zur Schule gehen kann.
- Eines Tages stürzt Glenn in der Schule.
- Aussage des Klinik-Arztes: „Siehst du, was ich dir gesagt habe, daran ist der Gehirntumor schuld, sonst wärst du nicht gestürzt."
- Glenns Eltern bestehen nun auf einer erneuten Untersuchung.
- Es stellt sich heraus, dass der Tumor verschwunden ist.

**Bericht Nr. 3:**

**Frau Prof. Plant heilt ihren Brustkrebs**

- Frau Plant ist eine führende Geologin (Geochemikerin) Englands und erhielt die Mitteilung, dass sie an Brustkrebs erkrankt sei.
- Es beginnt ein langer Leidensweg, der sie am Ende erkennen lässt, dass sie unweigerlich dem Tod geweiht ist.
- Nach fünf Rezidiven erwacht ihr Kampfgeist und

sie nutzt ihre hervorragende Ausbildung, um einen eigenen Weg aus der Krankheit zu finden.

- Durch ihre berufliche Tätigkeit in China war ihr bekannt, dass dort Brustkrebs ebenso wie Prostatakrebs im Vergleich zu den westlichen Ländern äußerst selten auftritt.
- Auf der Suche nach einem bedeutenden Unterschied in den Ernährungsgewohnheiten beider Kulturkreise findet sie heraus, dass im fernen Osten Milch bzw. Milchprodukte in der Ernährung praktisch keine Bedeutung haben.
- Frau Plant nutzt nun ihre Ausbildung und findet in der Fachliteratur sehr viele Belege dafür, dass Milch- und Milchprodukte Wachstumshormone enthalten, die Brustkrebs und Prostatakrebs möglicherweise fördern.
- Frau Plant ist überglücklich, dass sie den Grund für ihre Krebserkrankung endlich gefunden hat, und meidet nun konsequent Milch und Milchprodukte.
- Zitat aus ihrem Buch: *„Als ich alle diese Produkte* (gemeint sind die Milchprodukte) *von meinem Speisezettel gestrichen hatte, verschwand der eigroße Tumor, der sich aus Krebszellen in den Lymphknoten an meinem Hals gebildet hatte, innerhalb von Wochen. Mir ist das Beweis genug."*

Folgende Frage ergibt sich: Hat Frau Plant mit dieser zitierten Beurteilung Recht? Ist bei näherer Betrachtung möglicherweise eine ganz andere Deutung vorstellbar?
Zunächst bleibt festzustellen, dass Frau Plant ein

Problem angesprochen hat, das derzeit in der Krebsbehandlung zu wenig Beachtung findet. Krebspatienten sollten Milch und Milchprodukte in geringer Menge zu sich nehmen.
Milch enthält ein insulinähnliches Wachstumshormon. Dieses trägt zusammen mit weiteren Faktoren dazu bei, dass ein Kalb in kürzester Zeit schnell an Größe zunimmt. Dieses Wachstumshormon fördert zusammen mit anderen Hormonen (u. a. Insulin und Schilddrüsenhormonen) das Wachstum, insbesondere das Längenwachstum der Knochen. Das Wachstumshormon und seine Rezeptoren stimmen bei Mensch und Rind überein. Damit nehmen wir mit dem Verzehr von Milch- und Milchprodukten ein anaboles Hormon (Hormon, dass den Aufbau körpereigener Stoffe fördert) ein. Das genannte Hormon sorgt u. a. dafür, dass vermehrt Aminosäuren und Zucker in die Zellen eingeschleust werden. Das Wachstum wird gefördert.
Wachstumshormone beeinflussen viele Vorgänge, so auch eine Zunahme der Muskelmasse. Sie optimieren die Voraussetzungen für Zellteilungen. Bei bestehendem Krebs kann dessen Wachstum beschleunigt werden.
Das Wachstumshormon der Rinder ist möglicherweise (je nach Vorbehandlung der Milch durch Erhitzung) auch in Käse, Yoghurt und anderen Milchprodukten enthalten. Leider hat es die Milchwirtschaft bislang versäumt, die Verbraucher über diese wichtigen Sachverhalte zu informieren. Studien, die von honorigen Institutionen durchgeführt wurden, ergaben Hinweise dafür, dass Milch auch

bei der Entstehung von Diabetes, Parkinson und multipler Sklerose beteiligt sein kann. Brustkrebs und Prostatakrebs treten nach einigen Studien bei hohem Milchkonsum häufiger auf. Milch ist auch zur Prophylaxe der Osteoporose ungeeignet.
Zurück zu der Aussage von Frau Plant.
Die entscheidende Frage lautet. Warum ist der Krebs von Frau Plant so schnell verschwunden? War es das Weglassen der Milchprodukte, das ihre Krebszellen im Zeitraum von wenigen Wochen zum Verschwinden brachte, wovon Frau Plant ausgeht? Dies ist sehr unwahrscheinlich. Als mögliche Ursache kann vielmehr das „überwältigende" Glücksgefühl angesehen werden, das Frau Plant erlebte. Frau Plant hat durch die intensive Überzeugung, wieder ganz gesund zu werden, starke, positiv wirkende bioelektrische Aktivitätsmuster im Gehirn erzeugt. Vom Gehirn ausgehende neuronale Signale haben wahrscheinlich zusammen mit der von ihr selbst beschriebenen gesunden Lebensweise die Krebsgeschwulst aufgelöst.

## Wie kann man sich einen Gesundungsprozess durch die Psyche vorstellen?

**ALLES VON AUSSEN KOMMENDE, DIE WORTE, SÄTZE, BILDER UND PERSONEN SOWIE DIE IN DIESEM BUCH (SPÄTER) BESCHRIEBENEN IMAGINÄREN HEILMITTEL SIND DIE**

**GRUNDLAGE FÜR BIOELEKTRISCHE AKTIVITÄTEN IN UNSEREM GEHIRN. WIR HABEN SIE BIOELEKTRISCHE AKTIVITÄTSMUSTER GENANNT. DIESE BIOELEKTRISCHEN AKTIVITÄTSMUSTER SENDEN ÜBER BOTENSTOFFE (HORMONE, ZYTOKINE USW.) ODER DIREKT ÜBER NERVENBAHNEN (NEUROTRANSMITTER) INFORMATIONEN ZU DEN KÖRPERZELLEN. DIE KÖRPERZELLEN NEHMEN DIE INFORMATIONEN ÜBER REZEPTOREN AUF. DIESE INFORMATIONEN KÖNNEN ALS BEFEHLE AN DIE ZELLEN ANGESEHEN WERDEN, IHRE BIOCHEMISCHEN ABLÄUFE ZUGUNSTEN VON HEILUNGSPROZESSEN ABZUÄNDERN.**

## Nicht jeder Mensch hat die Kraft zur Spontanheilung

Die geschilderten Beispiele und viele Fallberichte, die von Experten inzwischen gesammelt und als echte Krebsfälle mit Spontanheilung anerkannt wurden, weisen darauf hin, dass Spontanheilungen tatsächlich möglich sind.
Leider treten sie selten auf und erschweren dadurch ihre wissenschaftliche Erforschung. Die physiologischen Mechanismen, durch die dieses Geschehen möglich ist, sind derzeit noch nicht bekannt. Möglicherweise spielt durch die Psyche eine Aktivierung des Immunsystems eine entscheidende Rolle. Eine Stärkung der Immunität

durch die Psyche ist durch den Wissenschaftszweig der Psychoneuroimmunologie zweifelsfrei nachgewiesen worden.
Da Krebspatienten laut Labortests oft ein intaktes Immunsystem haben, gibt es wahrscheinlich zusätzliche Mechanismen, mit denen das Gehirn Einfluss auf das körperliche Geschehen ausübt.

**DIE VORGÄNGE, MIT DENEN DER ORGANISMUS KREBS IN FORM EINER SPONTANREMISSION EFFEKTIV BEKÄMPFEN KANN, SIND SO KOMPLEX, DASS ES ZURZEIT KEINE ZWEIFELSFREIEN ERKLÄRUNGEN GIBT.**

## Welche Erkenntnisse lassen sich aus der Existenz von Spontanremissionen ableiten?

Offensichtlich haben nur wenige Menschen die Kraft, den Krebs über die Psyche so zu beeinflussen, dass er spontan verschwindet.
Wahrscheinlich wirken bei Spontanremissionen Kräfte, die man mit denen eines Künstlers oder Hochleistungssportlers vergleichen kann. Man stelle sich (als „Nichtklavierspieler") die Fingerfertigkeit eines guten Pianisten vor. Die Leistung, die das Nervensystem zusammen mit der Muskulatur beim Klavierspielen vollbringt, stellt sich für einen „Durchschnittsmenschen" als eine Art Wunder dar. An ein „Nachmachen" ist nicht zu denken. Und doch beweist der Künstler, dass es

kein Wunder ist.

## Welche Gemeinsamkeiten findet man oft bei Spontanremissionen?

1. Herr Wright, der kleine Glenn und Frau Plant hatten jeder ein nur für sie persönlich geltendes imaginäres „Heilmittel“. Dieses existierte in der Form bioelektrischer Aktivitätsmuster im Gehirn. Das imaginäre Heilmittel ermöglichte ihnen den festen Glauben an ihre Heilung. Die imaginären Heilmittel in unseren Beispielen waren „Krebiozen“, „Raketen“ und „das Meiden von Milch und Milchprodukten“. Ihnen mangelt es an der pharmakologischen Wirkung, die den Krebs zum Verschwinden bringen konnte. Ein imaginäres Heilmittel kann ein Fantasiegebilde sein. Es kann aber auch ein echtes Heilmittel sein. Krebiozen und die Raketen gehören zu den rein imaginären Heilmitteln ohne jede pharmakologische Relevanz. Das Meiden von Milch und Milchprodukten hatte zwar einen pharmakologischen Hintergrund, war aber wahrscheinlich nicht der Auslöser für das Verschwinden der vielen Millionen Krebszellen innerhalb weniger Wochen. Weitaus vielversprechender wäre ein imaginäres Heilmittel, das eine echte Heilfunktion aufweist. Wir werden auf ein solches noch zurückkommen.

2. Herr Wright, der kleine Glenn und Frau Plant

haben an den Effekt ihrer imaginären Heilmittel sehr fest geglaubt.

**DER UNERSCHÜTTERLICHE GLAUBE AN EINE HEILUNG SCHEINT DER SCHLÜSSEL ZUM ERFOLG ZU SEIN.**

Hier wird das Wort Glaube nicht im religiösen Sinne gebraucht. Jeder „Glaube" (natürlich auch der religiöse) hat als materielle Basis spezifische neuronale Aktivitätsmuster im Gehirn!

## Worin unterscheiden sich die meisten Krebspatienten von denen, die eine Spontanremission erfahren?

1. Krebspatienten fehlt in der Regel das oben beschriebene imaginäre Heilmittel.

2. Krebspatienten haben einen zu schwachen Glauben (Gewissheit, Überzeugung) an die Möglichkeit ihrer Heilung. Sie haben zu wenig Hoffnung. Damit fehlen ihnen die bioelektrischen Aktivitätsmuster im Gehirn, die körperliche Veränderungen in Bezug auf die Krebserkrankung hervorrufen können. Die Gründe für die elementaren Zweifel von Krebspatienten an ihrer Heilung sind vielfältig und sollen hier nicht diskutiert werden.

## 16. Der psychologische Teil des Anti-Krebs-Systems.

Anstelle bioelektrischer Aktivitätsmuster verwenden wir nun wieder vorzugsweise die Worte psychisch und Psyche.

### Das durch die Psyche wirkende imaginäre Heilmittel

**DAS IMAGINÄRE HEILMITTEL IN DEM HIER VORGESCHLAGENEN ANTI-KREBS-SYSTEM SIND DIE ANTI-KREBS-SUBSTANZEN, DIE ALS SEKUNDÄRE PFLANZENSTOFFE TÄGLICH IN DER FORM VON GEMÜSESÄFTEN „EINGENOMMEN" WERDEN. SIE DIENEN ALS BASIS FÜR DIE POSITIVE BEEINFLUSSUNG DER PSYCHE UND HABEN AUSSERDEM EINE DIREKTE WIRKUNG GEGEN DAS KREBS-WACHSTUM.**

Diese Anti-Krebs-Substanzen haben den Vorteil, dass sie nicht imaginär geschaffen werden müssen, sondern durch die modernen wissenschaftlichen Erkenntnisse plausibel sind. Dies erleichtert dem Krebspatienten die Akzeptanz.

## Die Suggestion als Methode zur Erzeugung eines unerschütterlichen Glaubens an eine Heilung

Das Vertrauen in eine Heilung hat seine Basis im Unterbewusstsein. Dort muss es fixiert werden. Dies ist deshalb so wichtig, weil Informationen im Oberbewusstsein anfällig für rationale Zweifel sind („nicht doppelblind bewiesen", „alle glauben, dass ich nicht mehr gesund werde" usw.). Wir brauchen also eine Methode, mit der wir das Vertrauen in die Heilung im Unterbewusstsein festigen.

**ALS WIRKSAME METHODE WIRD HIER DIE SUGGESTION EINGESETZT.**
**UNTER SUGGESTION VERSTEHT MAN DIE BEEINFLUSSUNG DES FÜHLENS, DENKENS UND HANDELNS. DER URSPRUNG DES WORTES LIEGT IM LATEINISCHEN UND BEDEUTET HINZUFÜGEN (SUGGESTIO).**

## Suggestion während des Schlafens

Während des Schlafens sind wir besonders suggestibel (für Suggestionen empfindlich). Das wussten auch die Ägypter während der Pharaonenzeit. Schon damals wurde das Unterbewusstsein der Anwärter auf das Priesteramt beeinflusst. Den Novizen haben erfahrene Priester nachts, während diese schliefen, wichtige Informationen ins Ohr geflüstert.
Der Vorteil dieser nächtlichen Suggestion liegt auf der Hand. Während wir schlafen ist das Oberbewusstsein mit seiner kritischen Haltung weitgehend „ausgeschaltet“. Was wir im Schlaf hören, akzeptieren wir als „Realität“. So akzeptieren wir die Worte: „Ich werde wieder gesund“ während des Schlafens als „bare Münze“, obwohl wir tagsüber möglicherweise (zunächst) daran zweifeln.
Suggestionen wirken umso intensiver, je öfter sie wiederholt werden. Die Werbung hat dies erkannt und nutzt dieses Phänomen aus. Mit der modernen Technik kann eine permanente Wiederholung gut verwirklicht werden. Zur Ausrüstung gehört eine Zeitschaltuhr und ein Tonwiedergabegerät (z. B. Tonband). Etwa zwei Stunden nach dem Zubettgehen liefert die Zeitschaltuhr Strom, das Gerät läuft und wir hören zur vorgegebenen Zeit, während wir schlafen, den Suggestionstext. Man sollte sich bezüglich der Geräte in einem guten Fachgeschäft beraten lassen.

## Selbstsuggestion nach Emile Coué

Viele Menschen haben von dem berühmten Pharmazeuten Emile Coué aus Nancy gehört, der den Satz geprägt hat:

***„ES GEHT MIR MIT JEDEM TAG IN JEDER HINSICHT IMMER BESSER UND BESSER!"***

Coué hat zu seiner Zeit vielen kranken Menschen mit diesem Satz zur Gesundheit verholfen. Coué empfahl, diesen Satz morgens nach dem Erwachen und abends vor dem Einschlafen 20mal halblaut zu sprechen.

**VON GROSSER BEDEUTUNG IST COUÉ'S ERKENNTNIS, DASS ES EINERLEI IST, OB MAN AN DIE WIRKUNG DIESES SATZES GLAUBT ODER NICHT. WICHTIG IST NUR, DASS MAN DEN SELBST GESPROCHENEN SATZ HÖRT.**

Coué erkannte auch, dass eine Selbstsuggestion die gleiche Wirkung hat wie eine Fremdsuggestion. Von Bedeutung ist laut Coué, dass dieser Satz ganz entspannt gesprochen wird.

**IMMER WIEDER HAT COUÉ SEINEN PATIENTEN ERKLÄRT, DASS ER KEINE HEILKRÄFTE HABE; DIE KRÄFTE ZUR HEILUNG HÄTTEN IHREN URSPRUNG IMMER IM PATIENTEN SELBST.**

Manche Kranke versuchen es auch heute noch mit diesem ausgesprochen gut formulierten Satz. Die meisten scheitern allerdings. In unserer hektischen Zeit gelingt es nur wenigen, sich morgens und abends die kurze Zeit für die Wiederholung dieses Satzes zu nehmen. Man vergisst nach ein bis zwei Wochen, den Satz nach der Empfehlung von Coué morgens und abends zu wiederholen. Dies geschieht auch deshalb, weil viele an die Wirkung „zu schwach" glauben. Bedauerlicherweise wird in den meisten Fällen aufgegeben, bevor die Methode greift.
Dieses Problem lässt sich lösen, wenn wir die nächtliche Suggestion mittels elektronischer Geräte automatisiert durchführen. Wir erfüllen mit der nächtlichen Schlafsuggestion mehrere wichtige Regeln, die Coué formuliert hat, wenn auch in abgeänderter Weise.

1. Die fortwährende Wiederholung gelingt mühelos mithilfe der Elektronik.
2. Wir hören den Text, wie Coué es empfiehlt, auch wenn wir dabei schlafen. Der Informationsweg über das Ohr ist gegeben.
3. Während wir schlafen, sind wir optimal entspannt.
4. Beruhigend ist die Erkenntnis, dass der positive Effekt auch dann eintritt, wenn wir nicht daran glauben.

## Praktische Erfahrungen mit der Suggestion während des Schlafens

1. Störung während des Schlafens?

In den ersten Tagen nach Beginn der nächtlichen Suggestion werden wir als „Anfänger“ in der Regel durch die „ungewohnten Geräusche“ wach. Da der Text beruhigend wirkt, schlafen wir wieder ein, bevor 20 Minuten vorüber sind. Nach etwa sieben Tagen kann es sein, dass wir morgens mit dem Eindruck aufwachen, die Technik habe versagt. Bei der Überprüfung wird sich herausstellen, dass das Gerät seinen Dienst erfüllt hat und die Suggestion mithilfe der Technik geglückt ist.

2. Flüstern oder normale Lautstärke?

In der Eingewöhnungszeit kann eine geringe Lautstärke gewählt werden. Wenn man nicht mehr wach wird, stört auch Zimmerlautstärke nicht.

3. Was tun, wenn sich der im gleichen Zimmer schlafende Partner gestört fühlt?

Für eine zweite Person, die im gleichen Zimmer schläft, gilt natürlich auch, dass sie nach einiger Zeit nicht mehr wach wird. Es ist sogar positiv zu bewerten, wenn der Partner die Suggestion ebenfalls hört. Ein innerer Widerstand könnte jedoch dazu führen, dass die Suggestion als störend empfunden wird. In diesem Fall hilft ein „Flüsterkissen". Wenn dieses nicht im Handel erhältlich ist, kann man einen kleinen Lautsprecher mit den entsprechenden Verbindungskabeln versehen und unter dem Kissen platzieren. Die Lautstärke lässt sich so regulieren, dass keine weitere Störung für den Partner auftritt.

4. Wer spricht den Text?

In vielen Fällen wird der Text von einer vertrauten Person gesprochen. Dabei ist es erfahrungsgemäß unerheblich, ob diese Person den Text in der ersten Person (Ich-Form) oder in der zweiten Person (Du-Form) spricht. In über 90% der Fälle, so hat die Erfahrung gezeigt, wird der Text in der ersten Person bevorzugt, auch wenn er von einer anderen Person gesprochen wird.

## Zusammenfassung wichtiger psychologischer Gegebenheiten

1. Unterbewusstsein

Das Unterbewusstsein (Unbewusste)
- speichert Gedächtnisinhalte
- speichert alles, auch die geringfügigsten Einzelheiten, die wir erleben
- scheint jeder Logik zu entbehren
- scheint unreif und kindlich zu handeln
- nimmt alles buchstäblich – was es auch sei
- betrachtet jedes Erlebnis unter dem Gesichts-

punkt der Zeit seines tatsächlichen Geschehens. Ein dramatisches Ereignis, das man mit sechs Jahren erlebt, wird lebenslang aus dem Blickwinkel des Sechsjährigen betrachtet. Wird ein Kind beispielsweise in einem dunklen Raum zur Bestrafung eingesperrt, kann dieses Angst einflößende Erlebnis später zur Klaustrophobie führen (Klaustrophobie = Raumangst).

- ist immer wachsam, während wir schlafen, sogar während der Vollnarkose

2. Suggestion Ober-/Unterbewusstsein

- Das Oberbewusstsein ist mit seiner (erlernten) Kritikfähigkeit ein Hindernis bei der Suggestion.
- Das Unterbewusste ist für die Annahme von Suggestionen im Schlaf zugänglicher (Oberbewusstsein reduziert).

3. Emotionaler Stress – gesteigerte Suggestibilität

- Alles was wir in Situationen, die uns emotional stark belasten, hören (Aussage: „Sie haben Krebs"), wird zu einer suggerierten Last.
- Immer wenn wir an diese schicksalsträchtige Aussage denken (dies geschieht oft zwanghaft), wird die Suggestion durch Wiederholung verstärkt. Solche Aussagen können dann eine dämonische Macht bekommen.

4. Suggestion

- Suggestion ist die gezielte Beeinflussung des Unterbewussten hinsichtlich der Denk, Gefühls und Willensabläufe.
- Suggestion ist die kritiklose Annahme einer Idee, die in die Tat umgesetzt wird.
- Suggestionen können zu körperlichen Veränderungen führen.
- Suggestionen können auf Funktionen von Organen und Drüsen einwirken.
- Suggestibilität darf nicht mit Leichtgläubigkeit verwechselt werden.
- Wären wir nicht suggestibel, könnten wir nur schwer lernen.
- Suggestionen entfalten ihre Wirkungen ebenso im positiven wie im negativen Sinne. Sie verwirklichen Befürchtungen genauso wie Wünsche.
- Suggestionen sind ein wesentlicher Teil unseres täglichen Lebens. Wir sind permanent Suggestionen in unserem Leben ausgesetzt.
- Alles was wir denken, sagen und hören – egal ob es stimmt oder nicht – wirkt als Suggestion.

5. Suggestion und Magie?

- Suggestion ist mit Magie identisch.
- Zauberformeln und Beschwörungen der Medizinmänner und Magier sind Heterosuggestionen.

6. Wiederholung der Suggestionen

- Die Suggestion lässt sich einfach durch die Wiederholung bestimmter Sätze oder Vorstellungen bewirken.
- Wiederholung steigert die Wirksamkeit der Suggestion ganz erheblich.

7. Suggestive Befehle

- Befehle sollen nur positiv und sehr direkt formuliert werden. „Sie werden gesund“ und nicht „Sie können wieder gesund werden“.
- Formulierungen wie „wollen nicht“, „machen nicht“, „können nicht“ sollten vermieden werden.
- Man sollte das Wort „versuchen“ meiden.

8. Klare und einfache Formulierung der Suggestion

- Jede Suggestion muss klar und eindeutig formuliert sein.
- Das Unterbewusstsein prägt sich immer die buchstäbliche Bedeutung ein.
- Komplizierte Ausdrucksweisen werden von dem Unterbewusstsein nicht verstanden.
- Man formuliere so als spreche man zu einem Kind.

9. Suggestion und Gefühl

- Visuelle Vorstellungen, die das Gefühl ansprechen, sind wirkungsvoll. „Sie können sich freuen, dass...“ „Ich freue mich, dass...“

## Suggestionstexte als Beispiele

In der Praxis haben sich 10 bis 12 Sätze bewährt, die etwa zwei Sunden nach dem Zubettgehen 20 Minuten lang immer wieder gehört werden. Wir haben die Texte in Basissätze und variable Sätze unterteilt.

Anhand eines solchen Textes sollen die Gesichtspunkte erläutert werden, unter denen der Text verfasst wurde.

Beispiel:

1. Es geht mir von Tag zu Tag in jeder Hinsicht besser und besser.
2. Ich freue mich, dass ich wieder ganz gesund werde.
3. Die medizinische Behandlung zeigt beste Erfolge.
4. Die Gemüsesäfte geben mir viel Kraft und machen mich gesund.
5. Mein Körper wird immer stärker.
6. Meine Helfer sind starke Raben.
7. Diese starken Raben zerquetschen die ekligen und gefräßigen Maden.
8. Die ekligen Maden werden eine nach der anderen von den starken Raben zerhackt und aufgefressen.
9. Die gefräßigen Maden verschwinden aus meinem Körper und ich werde gesund.
10. Meine Mutter hat es auch bestens geschafft.

Das gibt mir Mut.

11. Mein Vater ist kerngesund und ich bin zuversichtlich, dass ich auch so alt werde wie er.
12. Ich bin ganz sicher, dass alles gut wird; alles.

Erläuterungen zum Text:
Die Sätze 1 bis 5 und der Satz 12 gehören zum Basistext. Sie erscheinen immer in einer ähnlichen Form.

Die Sätze 6-11 werden individuell nach den Vorschlägen und Vorstellungen der Patientin/des Patienten formuliert. Sie sind damit variabel. In diesen Sätzen greifen wir auf die Erfahrungen der Visualisierung des Ehepaars Simonton zurück.

Dazu einige Erläuterungen.

## Die Visualisierung nach Simonton

Von Aristoteles stammt der Satz:

***„DIE SEELE DENKT NIE OHNE BILDER."***

Damit hat er eine elementare Weisheit ausgedrückt. Die Fähigkeit, durch unsere Vorstellungskraft rein geistige Bilder zu erzeugen, ist tief in unseren Anlagen fixiert.

**WIR WISSEN AUS VIELEN UNTERSUCHUN-**

**GEN, DASS GEISTIGE BILDER IN DER LAGE SIND, KÖRPERLICHE REAKTIONEN AUSZULÖSEN.**

Dieses Wissen wollen wir nutzen. Wir wollen Vorstellungsbilder für Suggestionen entwickeln.

Das Prinzip, die Krebstherapie mit einer visuellen Bildersprache zu unterstützen, wurde von dem Ehepaar Simonton (Krebsarzt und Psychologin) erforscht und erfolgreich bei vielen Patienten eingesetzt.

Die Patienten hatten sich die weißen Blutkörperchen als mächtige, starke Krieger und die Krebszellen als schwache Eindringlinge vorzustellen. Das ungleiche Kräfteverhältnis musste zum Sieg der weißen Blutkörperchen, symbolisiert durch die Krieger, führen.

Je stärker die Patienten das Bild visualisierten (visualisieren = intensiv vorstellen, „innerlich sehen"), desto größer war der Erfolg.

In dem oben geschilderten Beispiel hatte eine Patientin den Auftrag, sich Tiere auszusuchen, die sie für besonders stark hielt, und solche, die leicht von den starken Tieren vernichtet werden können. Sie hatte die Vorstellung, dass Raben (sie stehen für Immunzellen) besonders kräftig sind und sehr effektiv die schwachen, widerlichen Maden (Krebszellen) vernichten können.
Die Patienten haben die Aufgabe, über die Aus-

wahl der Bilder gründlich nachzudenken, um sich dann mit den gewählten Bildern identifizieren zu können. Der Fantasie sind keine Grenzen gesetzt. Wie wir bereits gesehen haben, und auch an den folgenden Beispielen erkennen werden, müssen die gewählten Bilder nicht den realen Gegebenheiten entsprechen. Erst die Fantasie macht sie zu starken Helfern usw. Die Helfer müssen auch nicht unbedingt Tiere sein. Sehr oft wurden religiöse Bilder gewählt. Es wird in der Folge nur der variable Teil des Textes dargestellt. Die Worte Krebs oder Krebszellen werden bewusst vermieden, da sie negativ besetzt sind.

**Beispiel 1:**

Basistext (s. o. Sätze 1-5)

- Meine Helfer sind viele schöne Katzen.
- Diese starken Katzen fressen die widerlichen schwarzen Mäuse.
- Die schwarzen Mäuse werden eine nach der anderen von meinen lieben Katzen zerfetzt und aufgefressen.
- Alle schwarzen Mäuse verschwinden aus meinem Körper und ich werde gesund.

Abschlusssatz (Basistext s.o. Satz 12)

**Beispiel 2:**

Basistext

- Meine Helfer sind viele Amseln.
- Diese starken Amseln fressen die widerlichen Würmer.
- Die Würmer werden einer nach dem anderen von meinen lieben Amseln zerhackt und aufgefressen.
- Die gefräßigen Würmer verschwinden aus meinem Körper und ich werde gesund.
- Ich freue mich, dass ich bald in unser wunderschönes Haus in Norddeutschland einziehen kann.
- Dort werde ich mit meiner Familie meine Heimat finden und gesund alt werden.

Abschlusssatz

**Beispiel 3:**

Basistext

- Meine Helfer sind gute Engel.
- Das starke Licht der Engel löst die bösen Zellen auf.
- Alles an mir wird in Gutes verwandelt.
- Ich spüre, dass ich mich mit jedem Tag wohler und wohler fühle.
- Meine rettenden Engel werden mir ein langes Leben in guter Gesundheit schenken.

Abschlusssatz

**Beispiel 4:**

Basistext

- Meine Kinder geben mir die Kraft, wieder gesund zu werden.
- Mein Schutzengel und der Schutzengel meiner Kinder ist jetzt immer wachsam.
- Unser Schutzengel durchleuchtet immer wieder meinen ganzen Körper und macht meine guten Zellen stärker und stärker.
- Die guten Zellen machen mich gesund.
- Meine Kinder und ich freuen sich riesig, dass ich wieder ganz gesund werde.
- Außerdem steht mir mein lieber Papa bei, er beschützt mich und die Kinder mit all seiner Kraft vom Himmel aus.
- Unser Schutzengel und mein Papa werden mir ein langes Leben in guter Gesundheit schenken.
- Ich weiß, dass ich die Prüfung, die mir gegeben wurde, bestens bestehen werde.

Abschlusssatz

**Beispiel 5:**

Basistext

- Meine guten Schutzengel sind jetzt immer wachsam.
- Sie durchleuchten meinen ganzen Körper und lösen böse Zellen auf.
- Alles Böse wird vernichtet, das Gute siegt und bleibt.
- Meine treuen Schutzengel werden mir ein langes Leben in guter Gesundheit schenken.

Abschlusssatz

Zu dem ersten variablen Satz hat die Autorin wörtlich angemerkt: „Ich habe beschlossen, dass sich mein Schutzengel Hilfe geholt hat."

**Beispiel 6:**

Basistext

- Meine geliebte Mutter Maria weiß, dass ich ihre Hilfe brauche.
- Maria hat meine Bitten erhört.
- Meine Mutter Maria hilft mir, indem sie die guten Zellen in meinem Körper immer stärker werden lässt.
- Die guten Zellen machen mich mit Marias Hilfe gesund.
- Ich danke meiner geliebten Mutter Maria von

ganzem Herzen für ihre Güte.
- Marias Gnade wird mir eine langes Leben in guter Gesundheit schenken.

Abschlusssatz

## Praktische Erfahrungen

- Bei der Formulierung eines Suggestionstextes können die hier beschriebenen Texte als Vorlage dienen und entsprechend eigener Vorstellungen abgeändert werden.
- Die endgültige Version sollte erst dann als perfekt akzeptiert werden, wenn die betreffende Person eine regelrechte Begeisterung für den Text empfindet. Beim (intensiven, bewusst betonten) Lesen des Textes sollte Freude, besser noch ein Glücksgefühl wahrgenommen werden.
- Es wird empfohlen, den Text insbesondere am Anfang tagsüber immer wieder laut (intensiv und bewusst betont) zu lesen und über jeden Satz nachzudenken. Wichtig ist, dass man den Text hört!
- Selbstverständlich eignet sich der für die Nacht aufgesprochene Text auch bestens zum Hören am Tag.
- Bei der Wahl der Bilder spielt die Logik eine untergeordnete Rolle.
- Positive Vorstellungen und Bilder aus der Zeit der frühen Jugend eignen sich besonders gut für Suggestionstexte.

- Religiöse Bilder haben ihren Ursprung oft in der Jugend.

## Als Resümee zwei wichtige Aspekte

***„HEILUNG HAT IHREN URSPRUNG IN UNS“***

Es sind nicht die Worte, die Wortwahl und die inneren Bilder, die eine Heilung bewirken. Auch Personen heilen nicht.

Eine Heilung durch die Psyche (den Geist) hat ihren Ursprung in dem, was Worte, innere Bilder usw. in uns bewirken. Man denke in diesem Zusammenhang auch an die bekannte Aussage:

„Dein Glaube hat dir geholfen“.

## Erfolg durch Kombination

Den größten Erfolg beim Kampf gegen eine Krebserkrankung können wir erwarten, wenn wir mehrere Maßnahmen kombinieren.
Dies sind die medizinischen und naturheilkundlichen Maßnahmen, die Wirksubstanzen, die uns die Natur gegen Krebs zur Verfügung stellt, dies sind die Kräfte der Psyche, und, nicht zu vergessen, auch körperliche Aktivitäten.

## Nachwort

Meinen allerherzlichsten Dank möchte ich, als ehemalige Leiterin einer Krebs-Selbsthilfegruppe im Main-Taunus-Kreis, dem Autoren dieses Buches, Herrn Dr. Beckmann, im Namen all der Frauen und Männer ausdrücken, die er über viele Jahre sehr engagiert und liebevoll in der Krebsnachsorge begleitet hat.
Einen großen Dank für die interessanten, spannenden und aktuellen Vorträge über die Biologie und Funktionen unseres Körpers und die Zusammenhänge zwischen der Psyche und Krebs.
Die Vorträge und die so wohltuende persönliche Begleitung haben uns wertvolle Perspektiven aufgezeigt, unsere Hoffnung und Zuversicht gestärkt und veranlasst, die vorgetragenen Strategien einzusetzen, um den Kampf gegen den Krebs aufzunehmen und mit Gottes Hilfe zu gewinnen.
Nun liegen die Erfahrungen, die in mehr als 25 Jahren gesammelt wurden, in Buchform vor und stehen damit nicht nur einem kleinen Kreis, sondern allen Krebspatienten zur Verfügung.
Ich wünsche im Namen vieler Krebspatientinnen und Krebspatienten, dass dieses Buch zu einem Wegweiser auf dem Pfad zur Gesundheit wird.

Wiesbaden, Januar 2009 Ursula Reichert

Eine Auswahl empfehlenswerter Bücher:

**Krebszellen mögen keine Himbeeren**
Béliveau und Gingras
Verlag: Kösel 2007
ISBN 9783466345021

**Bioaktive Substanzen in Lebensmitteln**
Bernhard Watzl und Claus Leitzmann
Hippokrates Verlag
ISBN 3830453086

**Der Fruchtsaft-Doktor**
Bernhard Jensen
Mosaik bei GOLDMANN
ISBN 3442163722

**Das große Buch der Sprossen und Keime**
Mit vielen Rezepten
Rose-Marie Nöcker
Heyne
ISBN 3453054229

**Übersäuerung – Krank ohne Grund?**
Das Programm für optimale Säure-Basen-Balance
Norbert Treutwein
Südwest
ISBN 3517018570

**Dein Leben in Deiner Hand**
Ein neues Verständnis von Brustkrebs, Prävention und Heilung
Prof. Jane Plant
Goldmann
ISBN 3442336384

**Das Anti-Brustkrebs-Buch**
Vorbeugung durch richtige Ernährung und Lebensweise
Dr. Bob Arnot
Piper
ISBN 3492234844

**Prostatakrebs**
Vorbeugen und Heilen mit richtiger Ernährung und Lebensweise
Dr. Bob Arnot
Piper
ISBN 3492043178

Liebe Leserin, lieber Leser,

falls Sie Fragen zu den in diesem Buch beschriebenen Methoden haben, über eigene Erfahrungen berichten wollen, oder Verbesserungsvorschläge mitteilen möchten, dann senden Sie diese an folgende E-Mail-Adresse:
horst.beckmann@biodidact.de
Ich freue mich über jede Reaktion Ihrerseits.

Dr. Horst Beckmann

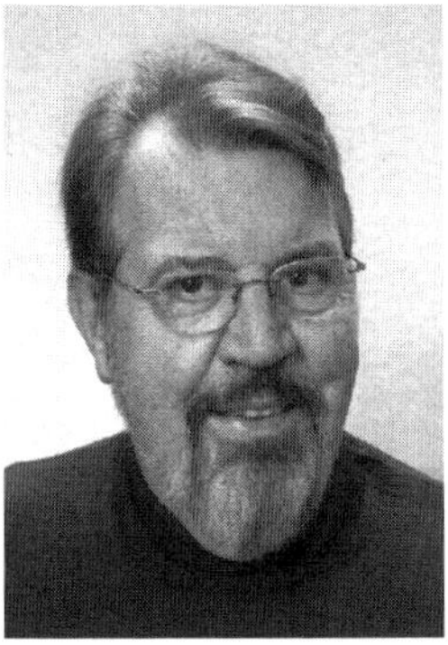

Dr. Horst Beckmann

Dr. phil. nat. Horst Beckmann studierte Biologie und Chemie an der Goethe Universität in Frankfurt am Main. Nach dem Diplom in Biologie erfolgte die Spezialisierung auf das Fach Neurobiologie mit dem wissenschaftlichen Arbeitsschwerpunkt „Mechanismen der Gedächtnisbildung“.

Dr. Beckmann blickt auf eine über 30-jährige erfolgreiche Karriere im Gesundheitsbereich zurück. Seine fundierten wissenschaftlichen Kenntnisse auf dem Gebiet der neurologischen Krankheiten Alzheimer Demenz, Parkinson und der hepatischen Enzephalopathie konnte er in mehr als tausend Vorträgen und Seminaren in Deutschland und weltweit vor Fachleuten präsentieren. Seit über 25 Jahren arbeitet Dr. Beckmann auf dem Gebiet der ganzheitlichen Krebstherapie mit den Schwerpunkten „Psyche und Krebs“ und „Ernährung und Krebs“. Seine zahlreichen Vorträge trugen dazu bei, die Diskussion um aussichtsreiche Ergänzungen zu einer moderneren medizinischen Krebstherapie zu versachlichen. Die Anti-Krebs-Strategie, die er beschreibt, wird von ihm persönlich praktiziert.